◎主编
张宁平　赵丽囡　刘　庆　张宁丽

围术期
困难气道的处理

WEISHUQI
KUNNAN QIDAO
DE CHULI

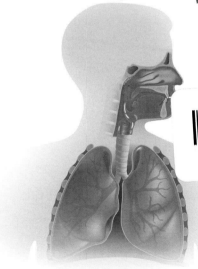

U0231736

云南出版集团

YNK 云南科技出版社

·昆明·

图书在版编目（CIP）数据

围术期困难气道的处理 / 张宁平，赵丽囡，刘庆主编. -- 昆明：云南科技出版社，2019.4
ISBN 978-7-5587-2088-8

Ⅰ.①围… Ⅱ.①张… ②赵… ③刘… Ⅲ.①外科手术-围手术期-气管-导管治疗 Ⅳ.①R768.1

中国版本图书馆 CIP 数据核字（2019）第 072468 号

围术期困难气道的处理

张宁平　赵丽囡　刘庆　张宁丽　主编

责任编辑：李凌雁
特邀编辑：黄粤榕
封面设计：晓　晴
责任校对：张舒园
责任印制：蒋丽芬

书　　号：ISBN 978-7-5587-2088-8
印　　刷：北京市天河印刷厂
开　　本：889mm×1194mm　1/32
印　　张：5.5
字　　数：140 千字
版　　次：2019 年 6 月第 1 版　2019 年 6 月 1 次印刷
定　　价：68.00 元

出版发行：云南出版集团公司　云南科技出版社
地　　址：昆明市环城西路 609 号
网　　址：http://www.ynkjph.com/
电　　话：0871-64190973

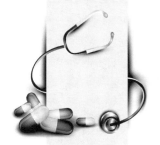

编委会

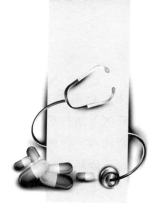

前　言

　　在科学技术迅猛发展的今天，医学科学也日新月异，新知识、新理论、新技术和新方法层出不穷，更新速度越来越快。身处这个时代，我们既感到震撼，也受益良多。知识点全面、讲解详细、体大厚重、种类繁多的医学专著为我们更新知识、增长技能提供了丰富的养分。但许多年轻医生苦于工作繁忙，难于腾挪出大量时间进行系统学习，而只能采取见缝插针、积少成多、挤牙膏式的学习方法提升专业技术。加之实际工作中经常会遇到一些突发、棘手的问题，却因时间和环境限制，使我们不能临时翻阅权威专著，并在那厚重详细的茫茫书目中快速找到答案。广大医务工作者在分享权威专著知识内容的同时，也想拥有一些简明扼要、条理清楚、查找方便、实用性高的口袋书籍。因此，我们编写了《围术期困难气道的处理》一书。

　　保持气道通畅是正常呼吸的前提，是生命得以存续的基础。外科手术和急危重症的抢救，往往离不开人工气道的成功建立和呼吸通气的良好管理。困难气道的处理一直是困扰急救医生，特别是麻醉医生的难点和痛点问题。近年来，气道处理的方法手段、仪器设备及人工气道建立的工具等都有了快速的发展。《围术期困难气道的处理》一书，以图文并茂的方式讲解了气道解剖、呼吸生理、困难气道处理等相关基础知识，亦不失时机地收录了困难气道处理方面的新技术、新进展，章节不多，但能让人一目了然。只希望在需要时，能解您的燃眉之急，并为您提高专业技能、保证工作安全助一臂之力！

该书在编写过程中，除结合作者多年的工作经验外，还参阅了大量文献资料，在此向原作者表示衷心感谢！由于受到篇幅和作者水平能力的限制，书中难免存在缺点错误，敬请广大的读者朋友批评指正。

刘　庆

2019 年 3 月 25 日于昆明

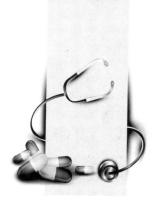

目　录

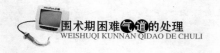
2

第一章　呼吸系统解剖学

第一节　呼吸系统的概念与功能

一、呼吸系统的概念

呼吸系统是人体与外界环境进行气体交换的一系列器官的总称。由呼吸道和肺组成。

呼吸道包括：鼻、咽、喉、气管及支气管等，鼻、咽、喉为上呼吸道，气管和各级支气管为下呼吸道。

肺由实质和间质两部分组成，前者包括支气管树和肺泡；后者包括结缔组织、血管、淋巴管、淋巴结和神经等（图 1-1）。

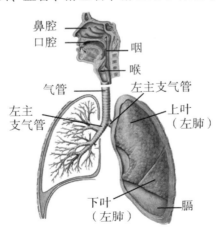

图 1-1　呼吸系统

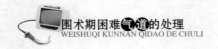

二、呼吸系统的功能

（1）气体交换，即吸入 O_2，排出 CO_2（主要功能）。

（2）发音、嗅觉、协助静脉血回流入心等。

（3）内分泌功能。其属于弥散性神经内分泌系统（DNES）的组成部分之一。内分泌细胞存在于支气管和肺泡上皮内，能合成和分泌 5-羟色胺、蛙皮素、降钙素基因相关肽（CGRP）等胺类和多肽类激素。

第二节　鼻

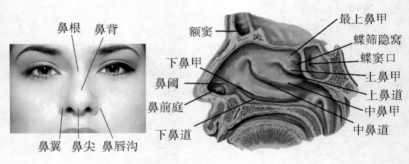

图 1-2　鼻

第三节　咽

咽是呼吸道与消化道的共同通道，上起颅底，下达环状软骨平面下缘，相对于第 6 颈椎下缘平面移行于食管，成人全长 12~14cm。分为鼻咽、口咽和喉咽三部分（图 1-3）。

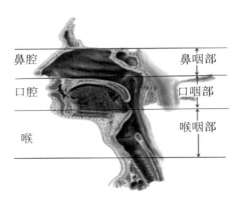

图 1-3　咽部

一、鼻咽部

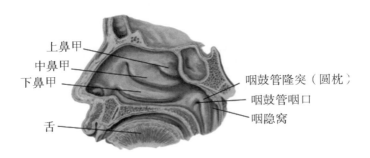

图 1-4　鼻咽部

　　鼻腔的后方，颅底至软腭游离缘水平面以上的咽部称鼻咽部。顶部略呈拱顶状斜向后下方，由蝶骨体、枕骨底所构成。在顶壁与后壁交界处的淋巴组织称增殖体或咽扁桃体、腺样体。咽部的前方与后鼻孔及鼻中隔后缘相连，其后壁在第 1、2 颈椎高度与口咽部后壁相连，统称咽后壁。左右两侧下鼻甲后端约 1cm

3

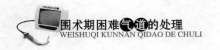

处有一漏斗状开口为咽鼓管开口。此口前、上、后缘有由咽鼓管软骨末端形成的唇状隆突，称为咽鼓管隆突（也称咽鼓管圆枕），其上方有一深窝称咽隐窝。咽鼓管咽口周围有丰富的淋巴组织，称咽鼓管扁桃体。

二、口咽部

为软腭游离缘平面至会厌上缘部分，后壁相对于第3颈椎的前面，黏膜上有散在淋巴滤泡，前方借咽峡与口腔相通，向下连通咽部。咽峡系悬雍垂和软腭的游离缘、两侧由舌腭弓及咽腭弓、下由舌背构成。舌腭弓（咽前柱）和咽腭弓（咽后柱）间的深窝称扁桃体窝，内有腭扁桃体。咽峡前下部为舌根，上有舌扁桃体。在咽腭弓的后方，有纵行束状淋巴组织称咽侧索。

三、喉咽部（下咽部）

起自会厌软骨上缘以下部分，下止于环状软骨下缘平面，连通食道，该处有环咽肌环绕，前方为喉，两侧为杓会厌皱襞，皱襞外下方各有一深窝为梨状窝。此窝前壁黏膜下有喉上神经内支经此入喉。梨状窝之间，环状软骨板后方有环后隙与食道入口相通。吞咽时梨状窝呈漏斗形张开，食物经环后隙入食道。在舌根与会厌软骨之间的正中有舌会厌韧带相连系。韧带两侧为会厌谷，常为异物存留的部位。

第四节　喉

一、喉软骨

（1）甲状软骨，分前角、喉结、上切迹、上角、下角。
（2）环状软骨，分环状软骨弓和软骨板。

（3）会厌软骨，被覆黏膜构成会厌。

（4）杓状软骨，声带突有声带附着，肌突大部分喉肌附着于此。

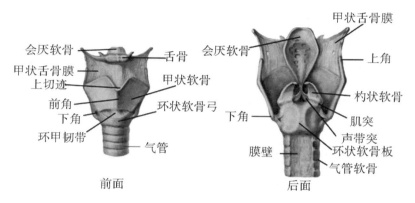

图 1-5　喉软骨

二、喉连接

喉的连接分喉软骨间连接及舌骨、气管与喉间的连接（图1-6）。

（1）甲状舌骨膜：位于舌骨与甲状软骨上缘之间的结缔组织膜。

（2）环甲关节：前倾运动使甲状软骨前角与杓状软骨间距加大、声带紧张；复位时，两者间距缩小、声带松弛。

（3）环杓关节：旋内使声带突互相靠近，缩小声门；旋外则作用相反，开大声门。

（4）方形膜：其下缘游离称前庭韧带，构成前庭襞的支架。

（5）弹性圆锥（环声膜）：是圆锥形的弹性纤维膜。其上缘游离增厚，紧张于甲状软骨至声带突之间，称声韧带，连同声带

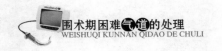

肌及覆盖于其表面的喉黏膜一起，构成声带。其中部弹性纤维增厚称环甲正中韧带（环甲膜穿刺点）。

（6）环状软骨气管韧带：为连接环状软骨下缘和第1气管软骨环的结缔组织膜。

三、喉 肌

属横纹肌，其作用是紧张或松弛声带，开大或缩小声门裂，并可缩小喉口。按其部位分内、外两群；依其功能分声门开大肌和声门括约肌（表1-1，图1-6）。

表 1-1 喉肌起止及功能

名称		起止	功能
环甲肌		起于环状软骨弓前外侧面，止于甲状软骨下角和下缘	紧张并拉长声带
环杓后肌		成对，起自环状软骨板后面，止于同侧杓状软骨的肌突	开大声门，紧张声带
环杓侧肌		起自环状软骨弓上缘和弹性圆锥外面，止于杓状软骨肌突前面	缩小声门
甲杓肌（声带肌）		起自甲状软骨前角后面，向后止于杓状软骨外侧面	缩小声门，松弛声带
杓肌	杓横肌	两端连于两侧杓状软骨肌突及其外侧缘	紧张声带，缩小声门
	杓斜肌	位于杓横肌的后面，起自杓状软骨，抵止在对侧杓状软骨尖	关闭喉口
	杓会厌肌	起自杓状软骨尖，止于会厌软骨及甲状会厌韧带	关闭喉口

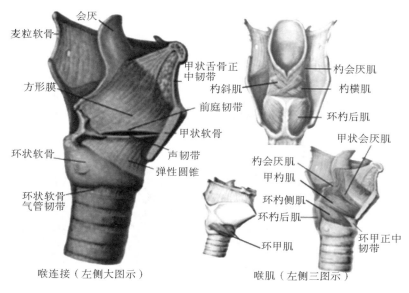

会厌

麦粒软骨

甲状舌骨正中韧带

杓会厌肌

方形膜

杓斜肌

杓横肌

前庭韧带

环杓后肌

甲状软骨

甲状会厌肌

环状软骨

杓会厌肌

声韧带

甲杓肌

弹性圆锥

环杓侧肌

环状软骨气管韧带

环杓后肌

环甲正中韧带

环甲肌

喉连接（左侧大图示）

喉肌（左侧三图示）

图1-6　喉连接与喉肌

四、喉　腔

喉腔是由喉软骨、韧带和纤维膜、喉肌、喉黏膜等围成的管腔。上起自喉口，与咽腔相通；下连气管，与肺相通。喉腔侧壁有上、下两对黏膜皱襞，上方的称前庭襞，下方的称声襞，借此二襞将喉腔分为前庭襞上方的喉前庭，声襞下方的声门下腔，前庭襞和声襞之间的喉中间腔（图1-7）。

声门下腔黏膜下组织疏松，炎症时易发生喉水肿。尤以婴幼儿更易产生急性喉水肿而致喉梗塞，从而产生呼吸困难。

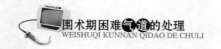

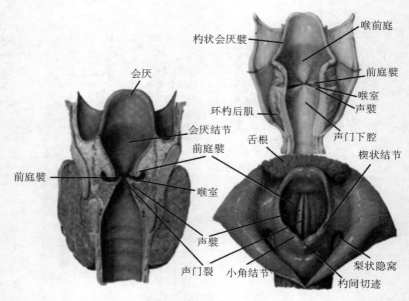

图 1-7　喉　腔

第五节　气管、支气管

一、气　管

　　气管位于喉与气管杈之间，平均长度成年男性 10.31cm，女性 9.71cm。其起于环状软骨下缘（约平第 6 颈椎体下缘），向下至胸骨角平面（约平第 4 胸椎体下缘）处，分叉形成左、右主支气管。气管全长以胸廓上口为界，分为颈部和胸部，由 14~18 个"C"形气管软骨借气管环状韧带相连接作为支架形成，内面衬以黏膜。气管切开术常在第 3~5 气管软骨环处施行。在气管

8

权的内面，有一矢状位呈半月状嵴的向上突起称气管隆嵴，略偏向左侧，是支气管镜检查时判断气管分叉的重要标志（图1–8）。

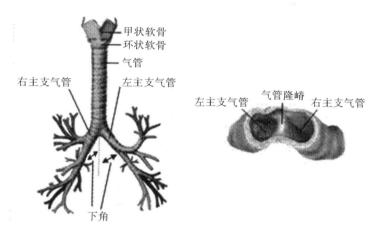

图1–8　气管　支气管

二、支气管

支气管是气管分出的各大级分支，其中一级分为左、右主支气管（图1–6）。

1. 右主支气管

其平均长度男性2.1cm，女性1.9cm；平均外径男性1.5cm，女性1.4cm；嵴下角平均角度男性21.96°，女性24.7°。

2. 左主支气管

其平均长度男性4.8cm，女性4.5cm；平均外径男性1.4cm，女性1.3cm；嵴下角平均角度男性36.4°，女性39.3°。

注：左、右主支气管的区别：前者由7~8个软骨环组成，细而长，嵴下角大斜行；后者由3~4个软骨环组成，短而粗，

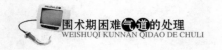
走行较直，经气管坠入的异物多进入右主支气管。

第六节　肺

一、肺

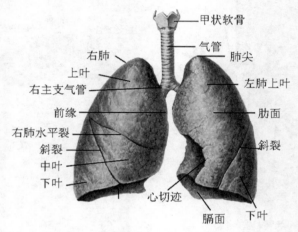

图 1-9　肺

　　位于胸腔内，膈肌上方、纵隔两侧，表面被覆脏胸膜，可见许多呈多角形的小区，称肺小叶。正常肺呈浅红色，质柔软呈海绵状，富有弹性。重量成人约等于体重的 1/50，男性平均 1000～1300g，女性平均 800～1000g；空气容量健康男性 5000～6500mL，女性小于男性。

　　肺呈圆锥形，包括一尖、一底、三面、三缘。右肺分三叶，左肺分二叶。

　　（1）肺尖　钝圆，经胸廓上口伸入颈根部，在锁骨中内 1/3 交界处向上突至锁骨上方达 2.5cm（此点在颈、臂丛阻滞麻醉过程中应加以特别注意，以避免穿刺损伤造成血气胸）。

（2）肺门　是肺纵隔面中部的椭圆形凹陷，有主支气管、肺动静脉、支气管动静脉、淋巴管和神经进出（图1-10）。

（3）肺根　出入肺门的结构被结缔组织包绕而成。

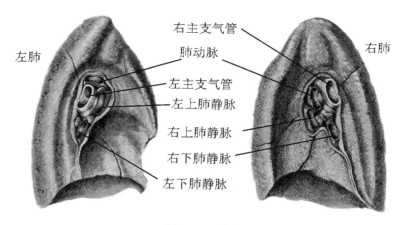

图1-10　肺门

胎儿肺与成人肺的区别：胎儿和未曾呼吸过的新生儿肺不含空气，比重较大（1.045～1.056），可沉于水底（这有重要的法医鉴定价值）。胎儿肺的重量约为其体重的1/70，体积约占其胸腔的1/2。在肺的发育过程中，生前3个月胎肺生长最快，出生后肺的体积占胸腔的2/3。婴幼儿肺呈淡红色。

成人肺因含空气，比重较小（0.345～0.746），能浮出水面。随着生长，空气中的尘埃和炭粒等被吸入肺内并沉积，使肺变为暗红色或深灰色。生活在烟尘污染重的环境中的人和吸烟者的肺呈棕黑色。

二、支气管树

左肺有上叶和下叶支气管；右肺有上叶、中叶和下叶支气

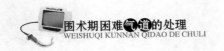

管。各级支气管在肺叶内繁复分支形成树状，称为支气管树。

支气管分三级：一级——主支气管

二级——肺叶支气管

三级——肺段支气管

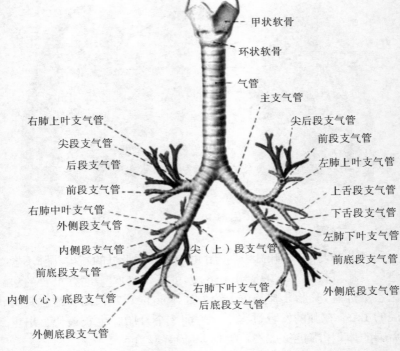

- 甲状软骨
- 环状软骨
- 气管
- 主支气管
- 尖后段支气管
- 前段支气管
- 左肺上叶支气管
- 上舌段支气管
- 下舌段支气管
- 左肺下叶支气管
- 前底段支气管
- 外侧底段支气管

右肺上叶支气管
尖段支气管
后段支气管
前段支气管
右肺中叶支气管
外侧段支气管
内侧段支气管
前底段支气管
内侧（心）底段支气管
外侧底段支气管

尖（上）段支气管
右肺下叶支气管
后底段支气管

图 1-11　支气管树

三、支气管肺段

　　每个肺段支气管及其所属的肺组织称支气管肺段（肺段），每肺各有 10 段，各段间借结缔组织分开，有独立的血液供应。临床常以支气管肺段为单位进行手术切除。

12

四、胸　膜

分为壁胸膜和脏胸膜，前者被覆于胸壁内面、纵隔两侧面、膈上面及突至颈根部等处，包括肋胸膜、膈胸膜、纵隔胸膜和胸膜顶［突至胸廓上口以上，在胸锁关节与锁骨中、内 1/3 交界处间，高出锁骨 2.5（1~4）cm。经锁骨上臂丛麻醉或针刺时，为防止刺破肺尖，进针点最好高于锁骨上 4cm］。后者覆盖于肺表面。壁、脏两层胸膜在肺根表面及下方互相移行，重叠形成三角形的皱襞称肺韧带。（图 1-13）

胸膜腔指脏、壁胸膜相互移行，二者之间围成的封闭潜在间隙，左、右各一，呈负压，内仅有少许浆液，可减少摩擦。

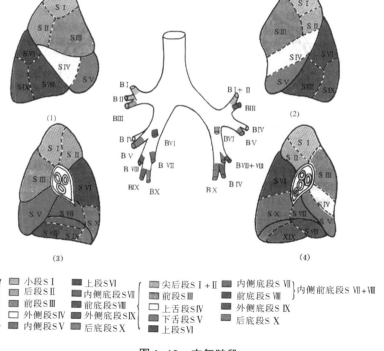

图 1-12　支气肺段

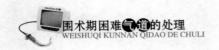

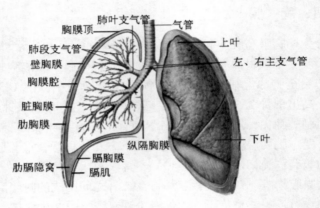

图 1-13　胸膜腔

第二章　呼吸生理

第一节　概　述

一、呼吸的概念

呼吸是机体与外界环境之间的气体交换过程。通过呼吸，机体从外界环境摄取新陈代谢所需的 O_2，排出代谢所产生的 CO_2。呼吸是维持机体生命活动所必需的基本生理过程之一，一旦停止，生命也将终结（图2-1）。

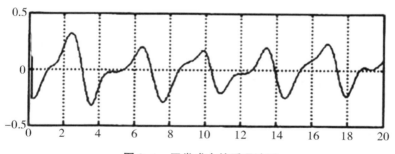

图 2-1　正常成人的呼吸波形

二、呼吸过程

呼吸过程由相互衔接且同时连续进行的外呼吸、气体的血液运输和组织换气三个环节完成（图2-2）。

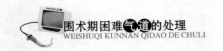

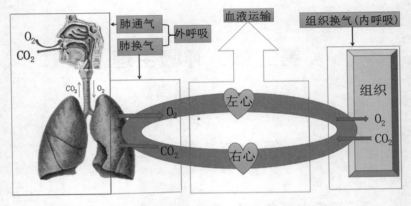

图 2-2　呼吸全过程示意图

注：一个 70kg 体重的人，体内储存的 O_2 量约为 1550mL，在基础（平静）状态下机体耗 O_2 量约为 250mL/min，体内储存的全部 O_2 量仅能够维持机体正常代谢 6min 左右。

第二节　外呼吸（肺呼吸）

一、外呼吸（肺呼吸）的概念

指肺毛细血管血液与外界环境间的气体交换。包括肺通气和肺换气两个过程。

二、肺通气

（一）肺通气的概念

指肺与外界环境（空气）之间的气体交换过程。

实现肺通气的主要结构基础包括呼吸道、肺泡和胸廓等。呼吸道是沟通肺泡与外界环境的气体通道，同时还具有加温、加

16

湿、过滤和清洁吸入气体及引起防御（咳嗽和喷嚏）反射等保护功能；肺泡是肺换气的主要场所；胸廓的节律性呼吸运动则是实现肺通气的动力。

（二）肺通气原理

气体进出肺取决于两个因素的相互作用：①推动气体流动的动力；②阻止气体流动的阻力。前者必须克服后者，才能实现肺通气。

1. 肺通气的动力

气体进出肺取决于肺泡与外部环境（大气）间的压力差，其为推动气体进出肺的直接动力。在一定海拔高度，外界环境的压力（大气压）是恒定的。因此，自然呼吸情况下，肺泡与外界环境间的压力差是由肺泡内压（肺内压）决定的。呼吸肌的收缩和舒张使胸廓扩大和缩小，胸廓的扩大和缩小又引起肺的张缩从而导致肺内压变化。可见，呼吸肌收缩舒张引起的呼吸运动是肺通气的原动力。

（1）呼吸运动 指呼吸肌收缩舒张引起的胸廓节律性扩大和缩小的运动过程，包括吸气运动（胸廓扩大）和呼气运动（胸廓缩小）。主要的吸气肌是：膈肌和肋间外肌；呼气肌是：肋间内肌和腹肌。呼吸辅助性肌肉是：斜角肌、胸锁乳突肌等（图2-3）。

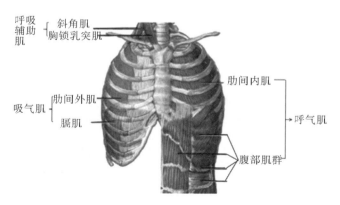

图 2-3 与呼吸运动有关的肌肉

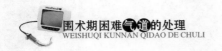

①呼吸运动过程：平静呼吸气时，吸气运动是由主要吸气肌，即膈肌和肋间外肌收缩，膈肌隆起的中心下移，肋间外肌收缩使肋骨和胸骨向上提，肋骨下缘向外侧偏转，增大胸腔的上下、前后和左右径，使胸腔和肺容积增大（吸气运动），肺内压降低，当其低于大气压时，外界气体进入肺内，完成吸气，属主动过程（图2-4）。呼气运动不是由呼气肌收缩引起的，而是由膈肌和肋间外肌舒张所致，是一个被动过程。膈肌、肋间外肌舒张，肺依靠自身的回缩力牵引胸廓，使之缩小（即呼气运动），使胸腔和肺容积减小，肺内压高于大气压，气体被呼出，完成呼气（图2-4）。

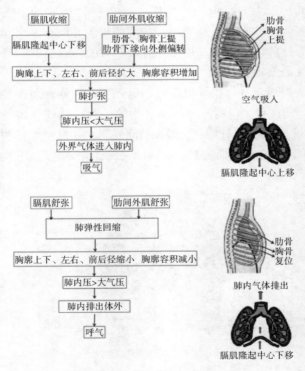

图2-4　平静呼吸运动过程

18

用力吸气时，膈肌和肋间外肌加强收缩，辅助吸气肌也参与收缩，使胸廓和肺的容积进一步扩大，更多的气体被吸入肺内。用力呼气时，除吸气肌舒张外，还有呼气肌参与收缩，此时呼气运动也是一个主动过程（肋间内肌的走行方向与肋间外肌相反，其收缩时肋骨和胸骨下移，肋骨还向内侧旋转，使胸廓前后和左右径进一步缩小，呼气运动增强，呼出更多的气体）。腹肌收缩可压迫腹腔器官，推动膈肌上移，同时牵拉下部肋骨向下内移位，从而使胸腔容积缩小，加强呼气（图2-5）。

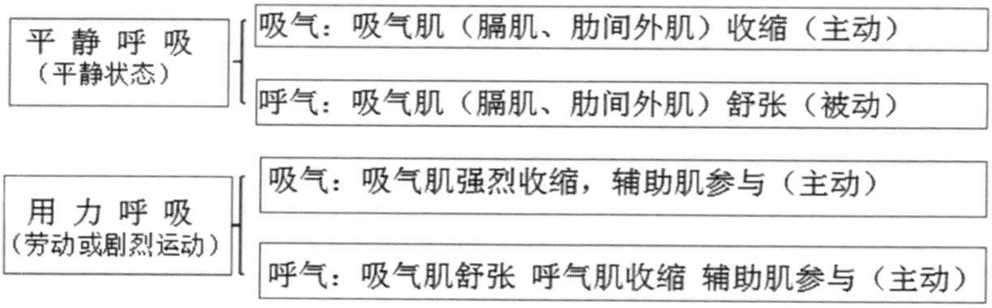

平静呼吸 （平静状态）	吸气：吸气肌（膈肌、肋间外肌）收缩（主动）
	呼气：吸气肌（膈肌、肋间外肌）舒张（被动）
用力呼吸 （劳动或剧烈运动）	吸气：吸气肌强烈收缩，辅助肌参与（主动）
	呼气：吸气肌舒张 呼气肌收缩 辅助肌参与（主动）

注：吸气肌:膈肌、肋间外肌。呼气肌:肋间内肌、腹肌。辅助肌:斜角肌、胸锁乳突肌。

图2-5　呼吸运动小结

②呼吸运动的型式：根据参与活动呼吸肌的主次、多少和用力程度的不同，呼吸运动可呈现不同的型式。

A. 腹式呼吸和胸式呼吸

a. 腹式呼吸　指以膈肌舒缩活动为主引起腹腔内器官位移，造成腹部起伏的呼吸运动。

b. 胸式呼吸　指以肋间外肌舒缩活动为主，主要表现为胸部起伏的呼吸运动。

一般情况下，成人的呼吸运动呈现出腹式和胸式混合式呼吸，只有在胸部或腹部活动受限时才可能出现某种单一的呼吸型式。而婴幼儿，因肋骨倾斜度小，位置趋于水平，主要表现为腹

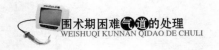

式呼吸。

B. 平静呼吸和用力呼吸

a. 平静呼吸　　指安静状态下的呼吸运动。特点：呼吸运动平稳均匀，12~18 次/min，吸气是主动的，呼气是被动的。

b. 用力呼吸（深呼吸）　　指在机体运动或吸入气中 CO_2 含量增加而 O_2 含量减少，或肺通气阻力增大时，呼吸运动将加深加快，此时不仅参与收缩的吸气肌数量更多，收缩更强，而且呼气肌也参与收缩。

注：当缺 O_2、CO_2 增多或肺通气阻力增大严重时，可出现呼吸困难。

（2）肺内压　　是指肺泡内的压力。在呼吸运动过程中，肺内压呈周期性波动。呼吸暂停、声带开放、呼吸道畅通时，肺内压与大气压相等；吸气时，肺容积增大，肺内压下降并低于大气压（若以大气压为 0，则肺内压为负值），外境气体被吸入肺泡；随着肺内气体逐渐增加，肺内压也逐渐升高，至吸气末，肺内压已升高到与大气压相等，气流也就停止。呼气时，肺容积减小，肺内压升高并超过大气压（若以大气压为 0，则肺内压为正值），气体由肺内呼出，使肺内气体逐渐减少，肺内压逐渐降低，至呼气末肺内压又降到与大气压相等，气流随之停止。

呼吸过程中，肺内压变化的程度与呼吸运动的缓急、深浅和呼吸道是否通畅等因素有关。平静呼吸时，呼吸运动平缓，肺容积的变化较小，肺内压波动也较小，吸气时为 -2~-1mmHg；呼气时为 1~2mmHg（图 2-6）。用力呼吸时，肺内压变动的程度增大。当呼吸道不够通畅时，肺内压的变化将显著增大，如紧闭声门并尽力做呼吸运动，吸气时，肺内压可低至 -100 ~ -30mmHg，呼气时可高达 60~140mmHg。

由此可见，在呼吸运动过程中正是由于肺内压的周期性交替升降，造成肺内压和大气压之间的压力差，这一压力差成为推动气体进出肺的直接动力。根据这一原理，自然呼吸停止时，用人

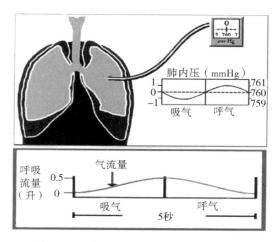

肺内压（mmHg）

图2-6　平静呼吸时的肺内压周期性变化

为的方法改变肺内压，维持通气，称之为人工呼吸。

注：人工呼吸分为正压法人工呼吸和负压法人工呼吸两种。施以正压（如口对口、简易呼吸器和呼吸机的使用）引起吸气的人工呼吸为正压人工呼吸。施以负压（如节律性举臂压背和挤压胸廓）引起吸气的人工呼吸为负压人工呼吸。

（3）胸膜腔内压

①胸膜腔是存在于肺与胸廓间的一个潜在密闭间隙，由紧贴于肺表面的胸膜脏层和紧贴于胸廓的胸膜壁层构成，内无气体，仅有少量浆液。浆液的作用：a. 在两层胸膜间起润滑作用，减小呼吸运动中两层胸膜互相滑动的摩擦阻力；b. 浆液分子的内聚力使两层胸膜紧贴在一起，不易分开，肺就可随胸廓的运动而运动。因此，密闭的胸膜腔将肺和胸廓两个弹性体耦联在一起，使没有主动张缩能力的肺能随胸廓容积的变化而扩大、缩小。

②胸膜腔内压指胸膜腔内的压力。

平静呼吸时，胸膜腔内压始终低于大气压（即负压），并随

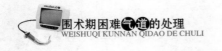

呼吸运动而发生周期性波动，吸气末其内压为-5~-3mmHg，呼气末为-10~-5mmHg。肺通气阻力增大时，其压力波动幅度显著增大，呼气时有可能高于大气压。例如，在关闭声门用力呼气时，压力可升高到110mmHg；而用力吸气时，其内压又可低至-90mmHg。

　　胸膜腔内负压的形成与肺和胸廓两者的自然容积不同有关。人在生长发育过程中，胸廓的发育快于肺，因此其自然容积大于肺的自然容积，从胎儿出生后第一次呼吸开始，肺就始终被胸廓牵引而处于扩张状态。由此，胸膜腔受到两种力的作用：一是肺泡扩张的肺内压；二是肺泡缩小的肺回缩压。三者的关系为（图2-7）：

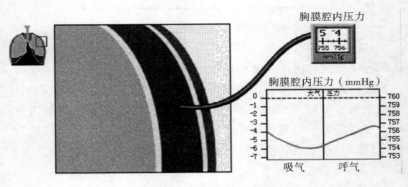

图2-7　胸膜腔内压测定

　　　　　　胸膜腔内压=肺内压+（-肺回缩压）

　　在吸气末或呼气末，呼吸道内气流停止，并且呼吸道与外环境相通，肺内压等于大气压，此时

　　　　　　胸膜腔内压=大气压+（-肺回缩压）

　　若以大气压为0，则：

　　　　　　胸膜腔内压=-肺回缩压

呼吸过程中，肺始终处于被扩张状态而总是倾向于回缩。故在平静呼吸时，胸膜腔内压总是保持负值，只是吸气时肺扩张程度增大，肺回缩压随之增大，胸膜腔内负压值更大；呼气时肺扩张程度减小，肺回缩压降低，胸膜腔内负压值随之减小。而在用力呼吸或气道阻力增加时，因肺内压大幅波动增大，吸气时致胸膜腔内负压更负（负压值大幅增大）；呼气时胸膜腔内压可以为正压。

胸膜腔的密闭性和胸膜间浆液分子的内聚力对于维持肺的扩张状态和肺通气具有重要的生理意义。如胸膜破裂，胸膜腔与大气相通，空气立即自外界或肺泡进入胸膜腔内，形成气胸。胸膜腔的密闭性丧失，其内压等于大气压，肺将因其自身的内向回缩力作用而塌陷，不再随胸廓运动而节律性扩张或缩小。另外胸膜腔负压也作用于壁薄而可扩张性大的腔静脉和胸导管等，使之扩张从而有利于静脉血和淋巴液的回流。因此，气胸时，不但肺通气功能出现障碍，血液和淋巴液回流也将减少，重者危及生命，必须紧急处理。

2. 肺通气的阻力

（1）肺通气阻力的概念　指肺通气过程中所遇到的阻力。

（2）肺通气阻力的分类（图2-8）

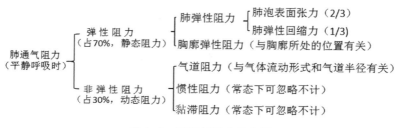

图2-8　肺通气阻力的分类

（3）弹性阻力和顺应性

①弹性阻力指物体对抗外力作用所引起变形的力。其包括肺

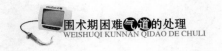

的弹性阻力和胸廓的弹性阻力，是平静呼吸时的主要阻力，约占总阻力的 70%。弹性阻力的大小可用顺应性来度量。

②顺应性是指弹性体在外力作用下发生变异性的难易程度。在空腔器官，顺应性可用单位跨壁压变化（$\triangle P$）所引起的器官容积变化（$\triangle V$）来表示，单位 L/cmH$_2$O，即 $C = \dfrac{\triangle V}{\triangle P}$（L/cmH$_2$O）。

顺应性（C）与弹性阻力（R）成反比关系，顺应性越大，弹性阻力越小，在外力作用下容易变形；顺应性越小，弹性阻力越大，在外力作用下不容易变形。肺和胸廓均为弹性组织，具有弹性阻力，其大小用顺应性来表示。

A. 肺的弹性阻力和顺应性

a. 肺的弹性阻力　是肺在被扩张时产生的回缩力，其对抗外力所引起的肺扩张，是吸气的阻力，也是呼气的动力。

b. 肺顺应性（C_L）指用于表示肺弹性阻力的顺应性，计算公式为：

$$肺顺应性（C_L）\quad \frac{肺容积的变化（\triangle V）}{跨肺压的变化（\triangle P）}（L/cmH_2O）$$

注：式中跨肺压指肺内压与胸膜腔内压之差。

c. 比顺应性　肺顺应性还受肺总量的影响，所以在比较顺应性时应排除肺总量的影响，而测定单位肺容量的顺应性，即比顺应性，用以比较不同肺总量个体的肺弹性阻力。肺总量大，其顺应性较大；反之，肺总量较小，则顺应性也较小。

例如：用 5cmH$_2$O 的压力将 1L 气体注入一个人的两肺，计算得出全肺顺应性为 0.2L/cmH$_2$O。假如左、右两肺的容积和顺应性都相同，那么每侧肺容量仅增加 0.5L，每侧肺的顺应性则只有 0.1L/cmH$_2$O。可见，如果吸入同样容积的气体，在肺总量较大者，肺扩张程度较小，回缩力也较小，弹性阻力小，仅需较小的跨肺压变化即可完成，故顺应性大；而在肺总量较小者，肺扩张程度大，回缩力也大，弹性阻力大，需较大的跨肺压变化才能完成，故顺应性小。由于不同个体间肺总量存在着差别，故临床测得的肺顺应性为男>女，成年人>儿童。

由于平静吸气是从功能余气量开始的，所以比顺应性的计算公式如下：

比顺应性=平静呼吸时的肺顺应性（L/cmH$_2$O）/功能余气量（L）。

d. 肺弹性阻力的来源：肺弹性阻力来自肺组织本身的弹性回缩力（占 1/3，与肺弹力纤维和胶原纤维有关）和肺泡内侧的液体层同肺泡内气体之间的液-气界面的表面张力（占 2/3）所产生的回缩力，两者均使肺具有回缩倾向，故成为肺扩张的弹性阻力。

e. 肺表面活性物质　是复杂的脂蛋白混合物，主要成分是二棕榈酰卵磷脂（DPPC）和表面活性物质结合蛋白（SP），前者约占 60% 以上，后者占 10%。由肺泡 Ⅱ-型细胞合成并释放，DPPC 分子的一端是非极性脂肪酸，不溶于水，另一端是极性的，易溶于水。因此，DPPC 分子垂直排列于肺泡液-气界面，极性端插入液体层，非极性端朝向肺泡气腔，形成单分子层分布在液-气界面上，其密度随肺泡的张缩而改变。已证明有 SP，分别是 SP-A、SP-B、SP-C 和 SP-D，它们在维持 DPPC 的分泌、清除、再利用和功能方面具有重要意义。

肺表面活性物质的作用是降低肺泡液-气界面的表面张力，可使之降至 $(5\sim30)\times10^{-3}$N/m，显著低于血浆的表面张力（5×10^{-2}N/m）。降低肺泡表面张力作用的生理意义：其一，有助于维持肺泡的稳定性。因为肺表面活性物质的密度可随肺泡半径变小而增大，或半径增大而变小。呼气时肺泡半径变小其密度增大，降低表面张力的作用加强，肺泡表面张力减小，防止肺泡萎陷；吸气时相反，肺泡半径增大，其密度降低，肺泡表面张力增加，防止肺泡过度膨胀。其二，减少肺组织液生成，防止肺水

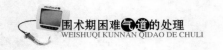
肿。肺泡表面张力合力指向肺泡，可对肺间质产生"抽吸"作用，使肺间质静水压降低，组织液生成增加而导致肺水肿。肺表面活性物质降低肺泡表面张力，肺回缩力减小，对肺间质的"抽吸"作用降低，而防止肺水肿的发生。其三，降低吸气阻力，减少吸气做功。

正常情况下，肺表面活性物质不断更新，以保持其正常的功能。胎儿在6、7个月胎龄或更晚才会合成或分泌肺表面活性物质。因此，早产儿也可因缺乏肺表面活性物质，发生肺不张和肺泡内表面透明质膜形成，出现新生儿呼吸窘迫综合征，导致死亡。成年人患肺炎、肺血栓等疾病时，可因肺表面活性物质减少而发生肺不张。

B. 胸廓的弹性阻力和顺应性

胸廓的弹性阻力来自胸廓的弹性成分。胸廓处于自然位置时，肺容量约为肺总量的67%（相当于平静吸气末），此时胸廓无变形，不表现有弹性阻力。当肺容量小于肺总量的67%（如平静呼气或深吸气）时，胸廓被牵引向内而缩小，其弹性阻力向外，是吸气的动力，呼气的阻力；反之，胸廓被牵引向外而扩大，其弹性阻力向内，成为吸气的阻力，呼气的动力。所以胸廓的弹性阻力既可能是吸气或呼气的阻力，也可能是吸气或呼气的动力，视胸廓的位置而定。这与肺的情况不同，肺的弹性阻力总是吸气的阻力。

胸廓的弹性阻力可用胸廓顺应性（C_T）表示，即

$$肺廓的顺应性（C_T）= \frac{胸腔容积的变化（\triangle V）}{跨胸壁压的变化（\triangle P）}（L/cmH_2O）$$

注：胸腔跨壁压为胸膜腔内压与胸壁外大气压之差。正常人的 C_T 值也是 $0.2L/cmH_2O$。其可因肥胖、胸廓畸形、胸膜增厚和腹腔占位性病变等而降低，但由此引起的通气障碍较少见，临床意义较小。

C. 肺和胸廓的总弹性阻力和顺应性

因肺和胸廓串联排列，故它们的总弹性阻力和顺应性是两者之和。因弹性阻力是顺应性的倒数，所以平静呼吸时肺和胸廓的总弹性阻力计算公式为：

$$\frac{1}{C_{L+T}} = \frac{1}{C_L} + \frac{1}{C_T} = \frac{1}{0.2} + \frac{1}{0.2}$$

注：如以顺应性来表示，则平静呼吸时肺和胸廓的总顺应性（C_{L+T}）为 $0.1L/cmH_2O$。

（4）非弹性阻力　包括气道阻力，惯性阻力和黏滞阻力。约占总阻力的30%，是在气体流动时产生，并随流速加快而增加，故为动态阻力。其中又以气道阻力为主。

①惯性阻力是气流在发动、变速、换向时因气流和组织的惯性所产生的阻止肺通气的力。

②黏滞阻力来自呼吸时组织相对位移所发生的摩擦。

注：平静呼吸时，呼吸频率较低、气流速度较慢，故惯性阻力和黏滞阻力都很小（可忽略不计）。

③气道阻力来自气体流经呼吸道时气体分子间和气体分子与气道壁之间的摩擦，占非弹性阻力的80%～90%。

A. 气道阻力的计算公式　可用维持单位时间内气体流量所需压力差来表示：

$$气道阻力 = \frac{大气压与肺内压之差（cmH_2O）}{单位时间内气体流量（L/s）}$$

健康人平静呼吸时，总气道阻力为 $1～3cmH_2O \cdot s/L$，主要发生在鼻（约占总阻力50%）、声门（约占25%）及气管和支气管（约占15%）等部位，仅10%发生在口径小于2mm的细支气管。气道阻力越小，则呼吸越省力；反之，则费力。

B. 影响气道阻力的因素

a. 气流速度　流速快，阻力大；流速慢，阻力小。

b. 气流形式　有层流和湍流，层流阻力小，湍流阻力大。

27

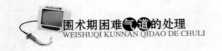

气流太快和管道不规则容易发生湍流。如气管内有黏液、渗出物或肿瘤、异物等，可用排痰、清除异物、减轻黏膜肿胀等方法减少湍流，降低阻力。

　　c. 气道管径大小　　在层流时，流体的阻力与管道半径的4次方成反比。气道管径缩小时，气道阻力显著增加。因此，气道管径大小是影响气道阻力的主要因素。气道管径受四个方面的因素影响：

　　跨壁压：此处跨壁压指呼吸道内外的压力差。呼吸道内压力高，跨壁压增大，管径被动扩大，阻力变小；反之则阻力增大。

　　肺实质对气道壁的牵引：小气道的弹性纤维和胶原纤维与肺泡壁的纤维彼此穿插，像帐篷的拉线一样对气道壁发挥牵引作用，以保持那些没有软骨支持的细支气管通畅。

　　自主神经系统的调节：呼吸道平滑肌受交感、副交感双重支配，二者均有紧张性作用。副交感神经使气道平滑肌收缩，管径变小，阻力增加；交感神经使之舒张，管径变大，阻力降低。临床上常用拟肾上腺素能药物解除支气管痉挛，缓解呼吸困难。

　　气道平滑肌的舒缩还受自主神经释放的非肾上腺素非乙酰胆碱的共存递质的调制，如血管活性肽、神经肽Y、速激肽等作用于接头前受体，调制递质释放或作用于接头后，调制平滑肌对递质的反应或直接改变气道平滑肌的活动状态。

　　化学因素的影响：儿茶酚胺可使气道平滑肌舒张；前列腺素$F_{2\alpha}$（$PGF_{2\alpha}$）可使之收缩，而PGE_2使之舒张；过敏反应时由肥大细胞释放的组胺和白三烯等物质使支气管收缩；吸入气CO_2含量的增加可以刺激支气管和肺的C类纤维，反射性引起支气管收缩，气道阻力增加。气道上皮细胞可合成、释放内皮素，使气道平滑肌收缩。哮喘病人内皮素的合成和释放增加，提示内皮素可能参与哮喘的病理生理过程。

　　上述因素中，前三种均随呼吸而发生周期性变化。气道阻力因而也出现周期性改变。吸气时，跨壁压增大（因胸膜腔内负压增大）、肺扩展使弹性成分对小气道的牵引作用增强及交感神经兴奋都使气道口径增大，阻力减小；呼气时发生相反的变化，这也是支气管哮喘病人呼气比吸气更为困难的主要原因。

（三）肺通气功能的评价

1. 呼吸功

在一次呼吸过程中，呼吸肌为实现肺通气所做的功称为呼吸功。

呼吸做功用于克服肺通气阻力（包括肺和胸廓的弹性阻力和非弹性阻力），通常以一次呼吸过程中跨壁压变化乘以容积变化来表示。单位是焦耳（J）。正常人平静呼吸时，每一次呼吸做功仅 0.25J。单位时间（s）所做的功为功率，单位瓦（W），若以每分钟呼吸频率 12 次（即每次呼吸 5s）计算，则呼吸的平均功率（每秒所做的功）为 $0.25J \div 5s = 0.05W$（50mW）。

平静呼吸时，呼吸耗能仅占全身总耗能的 3%~5%。剧烈运动时，呼吸耗能可升高 25 倍，但由于全身总耗能也增大数十倍，所以呼吸耗能仍只占总耗能的很小一部分。

2. 肺容积和肺容量

（1）肺容积

肺内气体的容积称为肺容积。其可分为潮气量、补吸气量、补呼气量和余气量，它们互不重叠，全部相加后等于肺总量。

①潮气量（TV）指每次呼吸时吸入或呼出的气量。正常成人平静呼吸时，为 400~600mL，平均约 500mL。运动时增大，最大时可达肺活量的大小。

②补吸气量或吸气储备量（IRV）指平静吸气末，再尽力吸气所能吸入的气量。正常成年人为 1500~2000mL。

③补呼气量（ERV）或呼气储备量　指平静呼气末，再尽力呼气所能呼出的气量。正常成人为 900~1200mL。

④余气量（残气量）（RV）指最大呼气末尚存留于肺内不能再呼出的气量。正常成人为 1000~1500mL。其存在可避免在

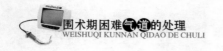

低容积条件下肺泡塌陷。若肺泡塌陷，则需要极大的跨肺压才能实现肺泡的再扩张。支气管哮喘和肺气肿病人，残气量增加。

（2）肺容量

肺容量是肺容积中两项或两项以上的联合气量。包括深吸气量、功能余气量、肺活量和肺总量（图2-9）。

①深吸气量（IC）指从平静呼气末做最大吸气时所能吸入的气量。等于潮气量与补吸气量之和，是衡量最大通气潜力的一个重要指标。

②功能余气量（功能残气量）（FRC）指平静呼气末尚存留于肺内的气量。等于余气量与补呼气量之和，正常成人约2500mL。肺气肿病人的功能残气量增加，肺实质性病变时减小。生理意义是缓冲呼吸过程中肺泡气氧和二氧化碳分压（Po_2和Pco_2）的变化幅度。由于其的稀释作用，使肺泡气和动脉血液的Po_2和Pco_2就不会随呼吸而发生大幅度的波动，以利于肺换气。

③肺活量、用力肺活量和用力呼气量

A. 肺活量（VC）　指尽力吸气后，从肺内所能呼出的最大气量。肺活量是潮气量、补吸气量和补呼气量之和，其值有较大的个体差异，与身材大小、性别、年龄、体位、呼吸肌强弱等有关，正常成年男性约3500mL，女性约2500mL。

肺活量反映了肺一次通气的最大能力，是肺通气功能测定的常用指标。但由于测定肺活量时不限制呼气的时间，在某些肺组织弹性降低或呼吸道狭窄的病人，虽然通气功能已经受到损害，如果延长呼气时间，数值仍可正常。其难以充分反映肺组织的弹性状态和气道的通畅程度，即不能充分反映通气功能的状况。于是产生了用力肺活量和用力呼气量概念。

B. 用力肺活量（FVC）是指尽力最大吸气后，尽力尽快呼气所能呼出的最大气体量。正常时其略小于没有时间限制的肺活量。第1秒钟内的用力肺活量称为1秒用力呼气量（FEV_1），曾被称为时间肺活量。为排除肺容积差异的影响，通常以FEV_1占

30

用力肺活量的百分数表示，正常时 FEV_1/FVC 约为 80%。在肺纤维化等限制性肺部疾病病人，FEV_1 和 FVC 同时下降，故 FEV_1/FVC 可正常甚至超过 80%；而在哮喘等阻塞性肺部疾病病人，FEV_1 的降低比 FVC 更明显，所以 FEV_1/FVC 比值变小，往往需要较长时间才能呼出相当于肺活量的气体。

C. 肺总量（TLC）指肺所能容纳的最大气体量。它是肺活量和余气量之和。因性别、年龄、身材、运动锻炼情况和体位改变而异，成年男性约 5000mL，女性约 3500mL。限制性通气不足时肺总量降低。

注：肺活量低于正常为异常；余气量、功能余气量、肺总量低于或高于正常均为异常。

3. 肺通气量和肺泡通气量

（1）肺通气量（每分钟通气量） 指每分钟吸入或呼出的气体总量。它等于潮气量乘以呼吸频率。正常成人平静呼吸时，呼吸频率为 12～18 次/min，潮气量 500mL，则肺通气量为 6～9L。其随性别、年龄、身材和活动量的不同而有差异。为便于比较，应在基础条件下测定，并以每平方米体表面积通气量为单位来计算。

劳动和运动时，肺通气量增大。尽力作深快呼吸时每分钟所能吸入或呼出的最大气量为最大随意通气量或最大通气量。它反映单位时间内充分发挥全部通气能力所能达到的通气量，是评估一个人能进行多大运动量的生理指标之一，一般可达 125L，25 倍于肺通气量。对平静呼吸时的每分通气量与最大通气量进行比较，可以了解通气功能的贮备能力，通常用通气储量百分比表示：

$$通气储量百分比 = \frac{最大通气量 - 每分钟平静通气量}{最大通气量} \times 100\%$$

其正常值等于或大于 93%。肺或胸廓顺应性降低，呼吸肌收缩力减弱、气道阻力增大等因素均可使最大随意通气量减小。

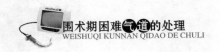
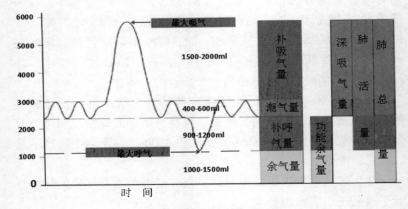

图 2-9　肺容积和肺容量图解

（2）无效腔和肺泡通气量

①解剖无效腔指每次吸入的气体中，停留在上呼吸道至呼吸性细支气管以前的呼吸道内不参与肺泡与血液之间的气体交换的气体容积。其与体重相关，约 2.2mL/kg，故 70kg 的成年人解剖无效腔约为 150mL。

②肺泡无效腔指进入肺泡的气体，因血流在肺内分布不均而未能与血液进行气体交换的这一部分肺泡容量。

③生理无效腔是肺泡无效腔与解剖无效腔之和。健康人平卧时，生理无效腔等于或接近于解剖无效腔。

由于无效腔的存在，每次吸入的新鲜空气不能都到达肺泡与血液进行气体交换。因此，为了计算真正有效的气体交换量，应以肺泡通气量为准。

④肺泡通气量　是指每分钟吸入肺泡的新鲜空气量，等于（潮气量-无效腔气量）×呼吸频率。如潮气量为 500mL，无效腔气量 150mL，则每次吸入肺泡的新鲜空气是 350mL。若功能余气量为 2500mL，则每次呼吸仅使肺泡内气体更新 1/7 左右。潮气

量减少或功能余气量增加，均使肺泡气体更新率降低，不利于肺换气。此外，潮气量和呼吸频率的变化，对肺通气量和肺泡通气量有不同的影响。在潮气量减半和呼吸频率加倍或潮气量加倍而呼吸频率减半时，肺通气量保持不变，但是肺泡通气量却发生明显变化，如表2-1所示。可见对肺换气而言，浅而快的呼吸是不利的。深而慢的呼吸可增加肺泡通气量，但也会增加呼吸做功。

表2-1 不同呼吸频率和潮气量时的肺通气量和肺泡通气量

呼吸频率 （次/min）	潮气量 （mL）	肺通气量 （mL/min）	肺泡通气量 （mL/min）
16	500	8000	5600
8	1000	8000	6800
32	250	8000	3200

近年来，临床上在某些情况下（如开胸手术、支气管镜检查、治疗急性呼吸衰竭等）使用一种特殊形式的人工通气，即高频通气。这是一种频率很高，潮气量很低的人工通气，其频率可为每分钟60~100次或更高，潮气量小于解剖无效腔，但却可保持有效的通气和换气，这似乎与上述浅快呼吸不利于气体交换的观点相矛盾。目前，对于高频通气何以能维持有效的通气和换气还不大清楚，有人认为它和气体对流的加快及气体分子扩散的加速有关。

4. 最大呼气流速-容积曲线（MEFV）

MEFV是受试者尽力吸气后，尽力尽快呼气至余气量，同步记录呼出气量和流速，所绘制出的最大呼气流速与肺容积关联变化的曲线图。肺容积变化常用肺容积所占肺活量的百分比（%肺活量）表示。

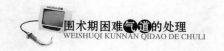

MEFV 曲线的升支较陡，在肺容积较大时，呼气流速随呼气肌用力程度的增加而加大，曲线很快达到峰值。MEFV 曲线的降支下降较缓慢，表示呼气过程中不同肺容积时的最大呼气流速，可用于气道阻塞情况的诊断。小气道阻力增高时，在某一给定的肺容积，其最大呼气流速降低，MEFV 曲线降支下移（图 2-10）。

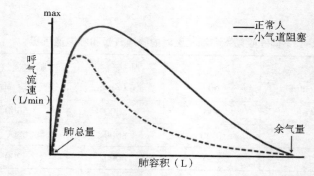

图 2-10　正常人和小气道阻塞者的最大呼气流速-容积曲线

第三节　肺换气和组织换气

一、肺换气和组织换气的基本原理

（一）气体的扩散

1. 气体扩散的概念

气体扩散是指气体分子在无定向的运动中，从分压高处向分压低处发生净转移的过程。肺换气和组织换气就是以扩散方式进行的。单位时间内气体扩散的容积称气体扩散速率（D）。

2. 影响气体扩散的因素

（1）气体的分压差　在混合气体中，每种气体分子运动所产生的压力为各该气体的分压（P），它不受其他气体或其分压的影响，在温度恒定时，每一气体的分压取决于它自身的浓度和总压力。混合气的总压力等于各气体分压之和。气体分压可按下式计算：

气体分压＝总压力×该气体的容积百分比

两个区域之间的分压差（$\triangle P$）是气体扩散的动力，分压差越大，扩散速率越大；反之，分压差越小则扩散速率越小。

（2）气体的分子量和溶解度　根据 Grabam 定律，气体分子的相对扩散速率与气体分子量的平方根成反比。因此，质量轻的气体扩散较快。如果扩散发生于气相和液相之间，则扩散速率还与气体在溶液中的溶解度成正比。溶解度与分子量的平方根之比（$S/\sqrt{MV}$）为扩散系数，它取决于气体分子本身的特性。CO_2 在血浆中的溶解度（51.5）约为 O_2（2.14）的 24 倍，CO_2 的分子量（44）略大于 O_2 的分子量（32），故 CO_2 的扩散系数是 O_2 的 20 倍。

注：溶解度指单位分压下溶解于单位容积溶液中的气体量。一般以一个大气压，38℃时，100mL 液体中溶解的气体毫升数表示。

（3）扩散面积和距离　气体扩散速率与扩散面积（A）成正比，与扩散距离（d）成反比。

（4）温度　气体扩散速率与温度（T）成正比。在人体，体温相对恒定，故可忽略不计。

注：扩散速率（D）的计算公式为：$D_{oc} \dfrac{\triangle P \cdot T \cdot A \cdot S}{d \cdot \sqrt{MV}}$

（二）呼吸气体和人体不同部位气体的分压

1. 呼吸气和肺泡气的成分和分压

人体吸入的气体是空气。空气的主要成分为 O_2、CO_2 和 N_2，其中有生理意义的是 O_2 和 CO_2。空气中各气体的容积百分比一

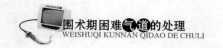

般不因地域不同而异，但分压却因总大气压的变动而改变。高原大气压降低，各气体的分压也相应降低。吸入的空气在呼吸道内被水蒸气所饱和，所以呼吸道内吸入气的成分已不同于大气，各种气体成分的分压也发主相应的改变。呼出气是无效腔内的吸入气和部分肺泡气的混合气体（见表2-2）。

表2-2　海平面各呼吸气体的容积百分比（%）和分压（mmHg）

	大气		吸入气		呼出气		肺泡气	
	容积百分比	分压	容积百分比	分压	容积百分比	分压	容积百分比	分压
O_2	20.84	158.4	19.67	149.5	15.7	119.3	13.6	103.4
CO_2	0.04	0.3	0.04	0.3	3.6	27.4	5.3	40.3
N_2	78.62	597.5	74.09	563.1	74.5	566.2	74.9	569.2
H_2O	0.50	3.8	6.20	47.1	6.2	47.1	6.2	47.1
合计	100.0	760.0	100.0	760.0	100.0	760.0	100.0	760.0

注：N_2 在呼吸过程中并无增减，只是因为 O_2 和 CO_2 百分比的改变，使 N_2 的百分比发生相对改变。

2. 血液气体和组织气体的分压（张力）

液体中的气体分压也称为气体的张力，其数值与分压相同。不同组织中的 P_{O_2} 和 P_{CO_2} 不同；同一组织还受组织活动水平的影响。表2-3示安静状态上血液和组织中的 P_{O_2} 和 P_{CO_2}。

表2-3　　　　血液和组织中气体的分压（mmHg）

	动脉血	混合静脉血	组织
P_{O_2}	97~100	40	30
P_{CO_2}	40	46	50

二、肺换气

（一）肺换气过程

1. 概 述

混合静脉血流经肺毛细血管时，血液 Po_2 是 40mmHg，比肺泡气的 104mmHg 低，肺泡气中 O_2 在分压差作用下向血液净扩散，使血液 Po_2 逐渐上升，最后接近肺泡气的 Po_2。混合静脉血的 Pco_2 是 46mmHg，肺泡气的 Pco_2 是 40mmHg，所以，CO_2 向相反的方向（血液到肺泡）净扩散（图 2-11）。O_2 和 CO_2 的扩散都极为迅速，不到 0.3s 即可达到平衡。而血液流经肺毛细血管的时间约 0.7s，所以当血液流经肺毛细血管全长约 1/3 时，已基本完成肺换气过程，可见肺换气有一定的储备能力。

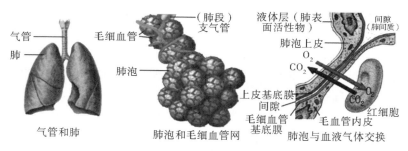

图 2-11　肺换气过程及呼吸膜结构

2. 影响肺换气的因素

前已述及，气体分压差、扩散面积、扩散距离、温度和扩散系数等因素均可影响气体扩散速率。这里只叙述扩散距离和扩散面积及另一重要因素，通气/血流比值对肺换气的影响。

（1）呼吸膜的厚度　肺泡气通过呼吸膜（肺泡-毛细血管膜）与血液气体进行交换。气体扩散速率与呼吸膜厚度成反比关系，膜越厚，单位时间内交换的气体量就越少。呼吸膜由六层

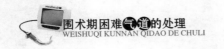

结构组成：含肺表面活性物质的液体层、肺泡上皮细胞层、上皮基底膜、肺泡上皮和毛细血管膜之间的间隙（基质层）、毛细血管的基膜和毛细血管内皮细胞层（图 2-11）。虽有六层，却很薄，总厚度约 0.6μm，有的部位只有 0.2μm，气体易于扩散通过。此外，整个呼吸膜的面积很大（约 70m²），而肺毛细血管总血量不多（只有 60~140mL），因而血液层因很薄，加之肺毛细血管平均直径约 5μm，红细胞需要挤过毛细血管，其膜与毛细血管壁密切接触，O_2、CO_2 不必经过血浆层就可到达红细胞或进入肺泡，扩散距离短，交换速度快。任何使呼吸膜增厚或扩散距离增加的疾病（如肺纤维化、肺水肿等），都会降低扩散速率，减少扩散量；运动时血流加速，气体交换时间缩短，上述影响会更加明显。

（2）呼吸膜的面积　气体扩散速率与扩散面积成正比。正常成人的肺约有 3 亿个肺泡，总扩散面积 70m²。安静状态下，呼吸膜的扩散面积约 40m²，故有相当大的储备面积。劳动或运动时，因肺毛细血管开放数量和开放程度增加，扩散面积也大大增加。肺不张、肺实变、肺气肿或肺毛细血管关闭和阻塞均使呼吸膜扩散面积减小。

（3）通气/血流比值　是指每分肺泡通气量（V_A）和每分肺血流量（Q）之间的比值（V_A/Q），正常成年人安静时约为 4.2/5 = 0.84。只有适宜的 V_A/Q 才能实现适宜的肺换气，如果 V_A/Q 比值增大，意味着通气过剩，血流相对不足，部分肺泡气未能与血液气充分交换，致使肺泡无效腔增大。反之，V_A/Q 下降，则意味着通气不足，血流相对过多，部分血液流经通气不良的肺泡，混合静脉血中的气体不能得到充分更新，犹如发生了功能性动-静脉短路。可见，无论 V_A/Q 增大或减小，都会妨碍肺换气，导致机体缺 O_2 和 CO_2 潴留，而缺 O_2 会更加明显，原因在于：①动、静脉血液之间 O_2 分压差远大于 CO_2 分压差，所以动-静脉短路时，动脉血 P_{O_2} 下降的程度大于 P_{CO_2} 升高的程度；②CO_2

的扩散系数是 O_2 的 20 倍，CO_2 扩散比 O_2 快，不易潴留；③动脉血 P_{O_2} 下降和 P_{CO_2} 升高时，可以刺激呼吸，增加肺泡通气量，有助于 CO_2 的排出，却几乎无助于 O_2 的摄取（这是由氧解离曲线和 CO_2 解离曲线的特点所决定的）。肺气肿病人，因许多细支气管阻塞和肺泡壁破坏，上述两种 V_A/Q 异常都可能发生，致使肺换气效率受到极大影响。

健康成人肺内肺泡通气量和肺毛细血管血流量的分布并不均匀，因此，各个局部的通气/血流比值也不相同。如：直立位时受重力作用，从肺底部到肺尖部肺泡通气量肺毛细血管血流都逐渐减少，血流量的减少更为显著，所以肺尖部的通气/血流比值较大，可高达 3.3，而肺底部的比值较小，可低至 0.63。

（二）肺扩散容量（D_L）

D_L　指气体在单位分压差（1mmHg）作用下，每分钟通过呼吸膜扩散的气体毫升（mL）数。是衡量呼吸气通过呼吸膜的能力的一种指标。正常人安静时 O_2 的 D_L 平均约为 20mL/（min·mmHg），CO_2 的 D_L 为 O_2 的 20 倍。运动时因为参与肺换气的肺泡膜面积和肺毛细血管血流量的增加及通气、血流的不均匀分布得到改善，故 D_L 增加；肺疾病时，D_L 可因有效扩散面积减小或扩散距离增加而降低。

三、组织换气

组织换气的机制、影响因素与肺换气相似，所不同者是交换发生于液相（血液、组织液、细胞内液）介质之间，且扩散膜两侧的 O_2 和 CO_2 的分压差随细胞内氧化代谢强度和组织血流量而异。血流量不变时，代谢增强、耗 O_2 多，则组织液中 P_{O_2} 低，P_{CO_2} 高；代谢率不变时，血流量大，则 P_{O_2} 升高，P_{CO_2} 降低。

在组织中，由于细胞的有氧代谢，O_2 被利用并产生 CO_2，所以 P_{O_2} 可低至 30mmHg 以下，P_{CO_2} 可高达 50mmHg 以上。动脉

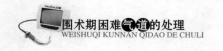

血流经组织毛细血管时，O_2 便顺分压差由血液向组织液和细胞扩散，CO_2 则由组织液和细胞向血液扩散，动脉血因失去 O_2 和得到 CO_2 而变成静脉血。

第四节　气体在血液中的运输

一、氧和二氧化碳在血液中存在的形式

O_2 和 CO_2 都以物理溶解和化学结合两种形式存在于血液中。其中以化学结合为主要存在形式，物理溶解的 O_2 和 CO_2 所占比例很小。化学结合可使血液对 O_2 的运输量增加 $65\sim140$ 倍，CO_2 的运输量增加近 20 倍（表 2-4）。

气体在溶液中溶解的量与分压和溶解度成正比，与温度成反比。

表 2-4　　血液 O_2 和 CO_2 的含量（mL/100mL 血液）

	动脉血			混合静脉血		
	物理溶解	化学结合	合计	物理溶解	化学结合	合计
O_2	0.31	20.00	20.31	0.11	15.20	15.31
CO_2	2.53	46.40	48.93	2.91	50.00	52.91

注：虽然血液中以物理溶解形式存在的 O_2 和 CO_2 很少，但很重要。肺和组织换气过程中，进入血液的 O_2 和 CO_2 都是先溶解在血浆中，提高各自的分压，再出现化学结合；O_2 和 CO_2 从血液释放时，也是溶解先逸出，使各自分压下降，然后化学结合的 O_2 和 CO_2 再分离出来，溶解到血浆中。物理溶解和化学结合两者间处于动态平衡状态。

二、氧的运输

血液中，物理溶解的 O_2 量仅占血液总 O_2 含量的 1.5% 左右，化学结合的占 98.5%。O_2 的结合形式是氧合血红蛋白（HbO_2）。Hb 还参与 CO_2 的运输，所以在血液气体运输方面，Hb 占有极为重要的地位。

（一）Hb 与 O_2 结合的特征

血液中的 O_2 主要以 HbO_2 形式运输。两者结合有以下重要特征。

（1）快速性和可逆性　Hb 与 O_2 结合反应快，不需酶的催化，受 Po_2 的影响。当血液流经 Po_2 高的肺部时，Hb 与 O_2 结合，形成 HbO_2；当血液流经 Po_2 低的组织时，HbO_2 迅速解离，释出 O_2，成为去氧血红蛋白（Hb）：

$$Hb+O_2 \underset{PO_2 \text{低}}{\overset{PO_2 \text{高}}{\rightleftharpoons}} HbO_2$$

（2）氧合而非氧化　Fe^{2+} 与 O_2 结合后仍是二价铁，所以该反应是氧合，不是氧化。

（3）Hb 与 O_2 结合的量　1 分子 Hb 可以结合 4 分子 O_2。成年人 Hb 分子量是 64458。在饱和状态下，1gHb 可结合的最大 O_2 量为 1.39mL，通常按 1.34mL 计算，视 Hb 纯度而异。100mL 血液中，Hb 所能结合的最大 O_2 量称为 Hb 氧容量，而 Hb 实际结合的 O_2 量称为 Hb 氧含量。Hb 氧含量和氧容量的百分比为 Hb 氧饱和度。例如，血液中 Hb 浓度是 15g/100mL 时，Hb 氧容量 $=1.34 \times 15 = 20.1mL/100mL$（血液），如果 Hb 氧含量达到 20.1mL，则 Hb 氧饱和度是 100%；如果 Hb 氧含量是 15mL，则 Hb 氧饱和度是 75%。一般情况下，血浆中溶解的 O_2 极少，可忽略不计。所以，Hb 氧容量、Hb 氧含量和 Hb 氧饱和度可分别视为血氧容量、血氧含量和血氧饱和度。HbO_2 呈鲜红色，Hb 呈

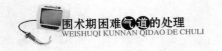

紫蓝色,当血液中 Hb≥5g/100mL 时,皮肤、黏膜呈暗紫色,称为发绀。

(4) Hb 与 O_2 的结合或解离曲线呈 S 形,与 Hb 的变构效应有关。目前认为 Hb 有两种构型:Hb 为紧密型(T 型),HbO_2 为疏松型(R 型)。当 O_2 与 Hb 的 Fe^{2+} 结合时,盐键逐步断裂,Hb 分子逐步由 T 型变为 R 型,对 O_2 的亲和力逐步增加,R 型 Hb 对 O_2 的亲和力为 T 型的 500 倍。也就是说,Hb 的 4 个亚单位无论在结合 O_2 或释放 O_2 时,彼此间有协同效应,即 1 个亚单位与 O_2 结合后,由于变构效应,其他亚单位更易与 O_2 结合。反之,当 HbO_2 的 1 个亚单位释出 O_2 后,其他亚单位更易释放 O_2。因此,Hb 氧解离曲线呈 S 形。

(二)氧解离曲线

氧解离曲线(氧合血红蛋白解离曲线) 是表示 Po_2 与 Hb 氧结合量或 Hb 氧饱和度关系的曲线,根据变化趋势和功能意义可将其分为三段(图 2-12)。

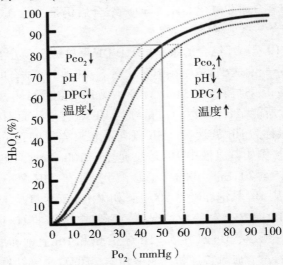

图 2-12　氧解离曲线及影响其位置的主要因素

注：氧解离曲线（实线部分）是在 pH7.4，P_{CO_2}40mmHg，温度 37℃，Hb 浓度为 15g/100mL 血液时的测定值。

（1）氧解离曲线的上段（右段）　相当于 P_{O_2}60～100mmHg 之间时的 Hb 氧饱和度，可以认为是 Hb 与 O_2 结合的部分。这段曲线较平坦，表明在此范围内 P_{O_2} 的变化对 Hb 氧饱和度或血液氧含量的影响不大。例如，P_{O_2}100mmHg 时（相当于动脉血 P_{O_2}），Hb 氧饱和度为 97.4%，血 O_2 含量约为 19.4%。如将吸入气 P_{O_2} 提高到 150mmHg，Hb 氧饱和度为 100%，只增加了 2.6%，这就解释了为何 V_A/Q 不匹配时，肺泡通气量的增加几乎无助于 O_2 的摄取。反之，如使 P_{O_2} 从 100mmHg 下降到 70mmHg 时，Hb 氧饱和度为 94%，也仅降低了 3.4%。因此，即使在高原、高空或某些呼吸系统疾病时，吸入气或肺泡气 P_{O_2} 有所下降，但只要 P_{O_2} 不低于 60mmHg，Hb 氧饱和度仍能保持在 90% 以上，血液仍可携带足够量的 O_2，不致发生明显的低氧血症。

（2）氧解离曲线的中段　该段曲线较陡，相当于 P_{O_2} 在 40～60mmHg 间的氧饱和度，反映 HbO_2 释放 O_2 的部分。P_{O_2} 为 40mmHg 时，相当于混合静脉血的 P_{O_2}，Hb 氧饱和度约75%，血 O_2 含量约 14.4mL/100mL（血液），即每 100mL 血液流过组织时释放了 5mL O_2。血液流经组织时释放出的 O_2 容积占动脉血 O_2 含量的百分数称为 O_2 的利用系数，安静时为 25% 左右。以心输出量为 5L 计算，安静状态下人体每分钟耗 O_2 量约为 250mL。

（3）氧解离曲线的下段　相当于 P_{O_2} 在 15～40mmHg 之间时的氧饱和度，也是反映 HbO_2 与 O_2 解离的部分。是曲线坡度最陡的一段，即 P_{O_2} 稍有降低，HbO_2 就可大大下降。在组织活动加强时，组织中的 P_{O_2} 可降至 15mmHg，HbO_2 进一步解离，Hb 氧饱和度降至更低的水平，血氧含量仅约 4.4mL/100mL（血液）。这样，每 100mL 血液能供给组织 15mL O_2，O_2 的利用系数可提高到 75%，是安静时的 3 倍。可见该段曲线代表 O_2 的储备。

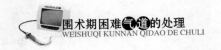

(三) 影响氧解离曲线的因素

O_2 与 Hb 的结合或解离受多种因素影响，使氧解离曲线的位置发生偏移，即使 Hb 对 O_2 的亲和力发生变化。常用 P_{50} 表示 Hb 对 O_2 的亲和力。P_{50} 是使 Hb 氧饱和度达 50% 时的 P_{O_2}，正常为 26.5mmHg。P_{50} 增大，表明 Hb 对 O_2 的亲和力降低，曲线右移；P_{50} 降低，示 Hb 对 O_2 的亲和力增加，曲线左移。影响 Hb 与 O_2 亲和力或 P_{50} 的因素如下：

（1）pH 和 P_{CO_2} 的影响　pH 降低或 P_{CO_2} 升高，Hb 对 O_2 的亲和力降低，P_{50} 增大，曲线右移；pH 升高或 P_{CO_2} 降低，Hb 对 O_2 的亲和力增加，P_{50} 降低，曲线左移。酸度对 Hb 氧亲和力的这种影响称为波尔效应（Bohr effect）。波尔效应机制与 pH 改变时 Hb 构型发生变化有关。酸度增加，H^+ 与 Hb 多肽链某些氨基酸残基的基团结合，促进盐键形成，Hb 分子构型变为 T 型，降低 Hb 对 O_2 的亲和力；酸度降低，盐键断裂放出 H^+，Hb 变为 R 型，对 O_2 的亲和力增加。P_{CO_2} 的影响，P_{CO_2} 改变时，一方面通过 pH 改变发生间接效应；另一方面通过 CO_2 与 Hb 结合而直接影响 Hb 与 O_2 的亲和力，但这一效应很小。

波尔效应的生理意义：既促进肺毛细血管血液的氧合，又有利于组织毛细血管血液释放 O_2。当血液流经肺时，CO_2 从血液向肺泡扩散，血液 P_{CO_2} 下降，H^+ 浓度降低，均使 Hb 对 O_2 的亲和力增大，促进 O_2 与 Hb 结合，血液氧含量增加。当血液流经组织时，CO_2 从组织扩散进入血液，血液 P_{CO_2} 和 H^+ 浓度升高，Hb 对 O_2 的亲和力降低，促进 HbO_2 解离，向组织提供 O_2。

（2）温度的影响　温度升高，氧解离曲线右移，促进 O_2 的释放；温度降低，曲线左移，不利于 O_2 的释放。另外，温度升高 H^+ 活动度增加，可降低 Hb 对 O_2 的亲和力；反之，可增加亲和力。

组织代谢活动增强（如运动）时，局部组织温度升高，CO_2

和酸性代谢产物增加，都有利于 HbO_2 解离，因此组织可以获得更多 O_2，以适应代谢增加的需要。临床低温麻醉手术时，低温可降低组织耗氧量，但当温度降至 20℃ 时，即使 P_{O_2} 为 40mmHg，Hb 氧饱和度仍能维持在 90% 以上，此时 HbO_2 释放 O_2 会减少，可导致组织缺 O_2，而血液氧含量较高呈红色，实际组织缺氧又易被医生所忽视。

（3）2,3-二磷酸甘油酸（2,3-DPG） 红细胞中含有丰富的磷酸盐，如 2,3-DPG、ATP 等，其中 2,3-DPG 在调节 Hb 与 O_2 的亲和力方面起着重要作用，其浓度升高，Hb 对 O_2 的亲和力降低，氧解离曲线右移；浓度降低，Hb 对 O_2 的亲和力增加，曲线左移。其机制可能是 2,3-DPG 与 Hbβ 链形成盐键，促使 Hb 向 T 型转变的缘故。此外，红细胞对 2,3-DPG 的通透性较低，当红细胞内 2,3-DPG 增高时，可以提高细胞内 H^+ 浓度，通过波尔效应降低 Hb 对 O_2 的亲和力。

2,3-DPG 是红细胞无氧糖酵解的产物，在慢性缺氧、贫血、高山低氧等情况下，糖酵解加强，红细胞内 2,3-DPG 增加，氧解离曲线右移，有利于释放更多 O_2，改善组织缺氧状态。用枸橼酸-葡萄糖液保存三周后的血液，糖酵解停止，红细胞 2,3-DPG 含量下降，致 Hb 对 O_2 的亲和力增加，O_2 不易解离。所以，用大量贮存血液给病人输血，其运 O_2 功能较差。用枸橼酸盐-盐酸盐-葡萄糖液作抗凝剂该影响要小些。

（4）其他因素 Hb 与 O_2 的结合还受其自身性质的影响。Hb 的 Fe^{2+} 氧化成 Fe^{3+}，即失去运 O_2 能力。胎儿 Hb 与 O_2 的亲和力大，有助于胎儿血液流经胎盘时从母体摄取 O_2。异常 Hb 的运 O_2 功能则降低。

一氧化碳（CO）与 Hb 结合，占据了 O_2 的结合位点，使 HbO_2 下降。CO 与 Hb 的亲和力是 O_2 的 250 倍，这意味着在极低的 P_{CO} 下，CO 就可以从 HbO_2 中取代 O_2，阻断其结合位点。此外，当 CO 与 Hb 分子中的一个血红素结合后，将增加其余三

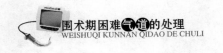
个血红素对 O_2 的亲和力，使氧解离曲线左移，妨碍 O_2 的解离。因此，CO 中毒既可妨碍 Hb 对 O_2 的结合，又能妨碍 Hb 对 O_2 的解离，危害极大。

三、二氧化碳的运输

（一）CO_2 的运输形式

血液中物理溶解的 CO_2 约占 CO_2 总运输量的 5%，化学结合的占 95%。化学结合形式主要是碳酸氢盐（占总运输量的 88%）和氨基甲酸血红蛋白（占 7%）（具体见表 2-5）。

表 2-5　血液中各种形式 CO_2 的含量（mL/100mL 血液）、
　　　　所占百分比（%）和释出量及其所占百分比（%）

项目	动脉血		静脉血		动静脉血	释出量
	含量	%	含量	%	含量差值	%
CO_2 总量	48.5	100.00	52.5	100.00	4.0	100.00
溶解的 CO_2	2.5	5.15	2.8	5.33	0.3	7.50
HCO_3^- 形式的 CO_2	43.0	88.66	46.0	87.62	3.0	75.00
HHbNHCOOH 形式的 CO_2	3.0	6.19	3.7	7.05	0.7	17.50

从组织扩散入血的 CO_2 首先溶解于血浆，其中一小部分在血浆缓慢与水结合生成 H_2CO_3，H_2CO_3 又解离成 HCO_2^- 和 H^+，H^+ 被血浆缓冲系统缓冲，pH 无明显变化。而绝大部分扩散进入红细胞，在红细胞内以碳酸氢盐和氨基甲酸血红蛋白形式运输。

（1）碳酸氢盐　血浆中的绝大部分 CO_2 进入红细胞内与水反应生成 H_2CO_3，H_2CO_3 又解离成 HCO_3^- 和 H^+，反应极为迅速并且可逆（图 2-13）。

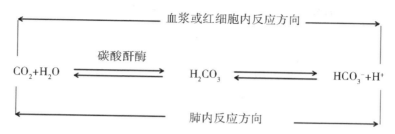

图 2-13　CO_2 血液运输中的化学变化过程

由此生成的 HCO_3^- 主要与 K^+ 结合，生成 $KHCO_3$，H^+ 主要与 Hb 结合而被缓冲。红细胞内含有较高浓度的碳酸酐酶，在其催化下，上述反应可加快 5000 倍，不到 1s 即达平衡。在此反应过程中，红细胞内 HCO_3^- 浓度不断增加，一部分 HCO_3^- 便顺浓度梯度通过红细胞膜扩散进入血浆，红细胞负离子因此而减少。由于红细胞膜不允许正离子自由通过，而允许小的负离子通过，所以 Cl^- 便由血浆扩散进入红细胞，这一现象称为 Cl^- 转移。在红细胞膜上有特异的 HCO_3^--Cl^- 转运体，转运这两种离子进行跨膜交换。这样，HCO_3^- 便不会在红细胞内堆积，有利于反应的进行和 CO_2 的运输。随着 CO_2 的进入，红细胞内的渗透压由于 HCO_3^- 或 Cl^- 的增多而升高。因此，H_2O 进入红细胞以保持其渗透压平衡，并使静脉血的红细胞轻度"肿胀"。同时，因为动脉血中的一部分液体经淋巴而不是经静脉回流，所以静脉血的红细胞比容比经动脉血的大 3% 左右。

上述反应是可逆的，在肺部反应向相反方向进行。因肺泡气 P_{CO_2} 比静脉血低，血浆中溶解的 CO_2 首先扩散入肺泡，红细胞内的 HCO_3^- 与 H^+ 生成 H_2CO_3，碳酸酐酶加速 H_2CO_3 分解成 CO_2 和 H_2O，CO_2 从红细胞扩散入血浆，而血浆中的 HCO_3^- 便进入红细胞以补充被消耗的 HCO_3^-，Cl^- 则扩散出红细胞。这样，以 HCO_3^- 形式运输的 CO_2 便在肺部被释放出来。

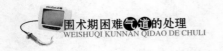

由上可见，碳酸酐酶在 CO_2 的运输中具有非常重要的作用。因此，使用碳酸酐酶抑制剂（如乙酰唑胺）时，可能会影响 CO_2 的运输。动物实验表明，乙酰唑胺可使组织 Pco_2 由正常的 46mmHg 升高至 80mmHg。

（2）氨基甲酸血红蛋白　一部分 CO_2 与 Hb 的氨基结合生成氨基甲酸血红蛋白，这一反应无需酶的催化，而且迅速、可逆。反应式如下：

$$HbNH_2O+H^++CO_2 \underset{在肺}{\overset{在组织}{\rightleftharpoons}} HHbNHCOOH+O_2$$

调节这一反应的主要因素是氧合作用。HbO_2 与 CO_2 结合形成 HHbNHCOOH 的能力比 Hb 小。在组织，HbO_2 解离释出 O_2，部分 HbO_2 变成去氧 Hb，与 CO_2 结合成 HHbNHCOOH。此外，Hb 的酸性较 HbO_2 弱，易与 H^+ 结合，也促进反应向右进行，并缓冲 pH 的变化。在肺部，HbO_2 生成增多，促使 HHbNHCOOH 解离释放 CO_2 和 H^+，反应向左进行。从表 2-5 可以看出，虽然以氨基甲酸血红蛋白形式运输的 CO_2 仅占总运输量的 7%，但在肺排出的 CO_2 中却有 17.5% 是从氨基甲酸血红蛋白释出的。

注：有的书将"氨基甲酸血红蛋白"称为"氨基甲酰血红蛋白"，两者的英文译名均是：carbaminohemoglobin。

（二）CO_2 解离曲线

其是表示血液中 CO_2 含量与 Pco_2 关系的曲线（图 2-14）。血液中 CO_2 的含量随 Pco_2 的升高而增加，与氧解离曲线不同，其接近线性而非 S 形，且无饱和点，故其纵坐标不用饱和度而用浓度表示。

（三）O_2 与 Hb 结合对 CO_2 运输的影响

O_2 与 Hb 结合可促使 CO_2 释放，而去氧的 Hb 则容易与 CO_2 结合，这一现象称为何尔登效应（Haldane effect）。在组织，HbO_2 释出 O_2 而成为 Hb，通过何尔登效应促进血液摄取并结合

CO_2；反之，在肺部则因 O_2 与 Hb 结合，何尔登效应表现为促进 CO_2 释放。

可见，O_2 和 CO_2 的运输不是孤立进行的，而是相互影响。CO_2 通过波尔效应影响 O_2 与 Hb 结合与释放，O_2 又通过何尔登效应影响 CO_2 与 Hb 的结合与释放。

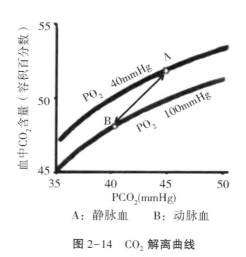

图 2-14 CO_2 解离曲线

注：图中 A 点是静脉血 Po_2 为 40mmHg、Pco_2 为 45mmHg 时血液中的 CO_2 含量，约 52mL/100mL（血液）；B 点是动脉血 Po_2 为 100mmHg、Pco_2 为 40mmHg 时血液中的 CO_2 含量，约 48mL/100mL（血液）。可见，血液流经肺部时，每 100mL 血液可释放 4mL CO_2。

第五节　呼吸运动的调节

呼吸运动是整个呼吸过程的基础，是呼吸肌的一种节律性的

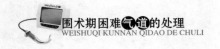

收缩活动，其节律性起源于呼吸中枢。呼吸运动的深度和频率随体内外环境的改变而发生改变，以适应机体代谢的需要。

一、呼吸中枢与呼吸节律的形成

（一）呼吸中枢

呼吸中枢是指中枢神经系统内产生和调节呼吸运动的神经元群。其广泛分布于神经系统内，包括大脑皮层、间脑、脑桥、延髓和脊髓等，它们在呼吸节律的产生和调节中所起的作用不同，正常节律性呼吸运动是在各级呼吸中枢的共同作用下实现的。

（1）脊髓　支配呼吸肌运动神经元的胞体位于第 3～5 颈段（支配膈肌）和胸段（支配肋间肌和腹肌等）前角。呼吸肌在相应脊髓前角运动神经元支配下，发生节律性收缩、舒张运动，即呼吸运动。其只是联系脑和呼吸肌的中继站和整合某些呼吸反射的初级中枢。

（2）低位脑干　指脑桥和延髓。横断脑干的实验表明，呼吸节律产生于低位脑干，而高位脑对节律性呼吸运动的产生不是必需的。在不同的水平横断脑干，可使呼吸节律发生不同的改变。如果在脑桥上、中部间横断，呼吸将变慢变深；如果再切断双侧迷走神经，吸气动作便大大延长，仅偶尔为短暂的呼气所中断，此种形式的呼吸称长吸式呼吸。该结果提示，脑桥上部有抑制吸气活动的中枢结构，称呼吸调整中枢。来自肺部的迷走神经传入冲动也有抑制吸气和促进吸气转换为呼气的作用。当失去来自脑桥上部和迷走神经传入这两方面的抑制作用后，吸气活动便不能及时被中断而转换为呼气，于是出现长吸式呼吸。如果再在脑桥和延髓之间横断，不论迷走神经是否完整，长吸式呼吸都消失，出现喘息样呼吸，表现为不规则的呼吸节律。这些结果表明，在脑桥中下部可能存在能兴奋吸气活动的长吸中枢；在延髓内有喘息中枢。于是，20 世纪 20～50 年代形成了三级呼吸中枢学说，即在延髓内，有喘息中枢产生最基本的呼吸节律；脑桥下部，有长吸中枢对吸气活动产生紧张性易化作用；在脑桥上部，有呼吸调整中枢，对长吸中枢产生周期性抑制作用，在三者的共同作用下，形成正常的呼吸节律。后来的研究肯定了延髓有呼吸节律基本中枢和脑桥上部有呼吸调整中枢的结论，但未能证实脑桥下部存在长吸中枢（图2-15）。

20世纪60年代，用微电极等技术研究发现，中枢神经系统内有些神经元呈节律性自发放电，且其节律和呼吸周期相关，这些神经元称为呼吸相关神经元或呼吸神经元。呼吸神经元有不同的类型，就其自发放电相对于呼吸的时相而言，在吸气相放电的为吸气神经元，在呼气相放电的为呼气神经元，在吸气相开始放电并延续至呼气相的为吸气-呼气跨时相神经元，在呼气相开始放电并延续到吸气相的为呼气-吸气跨时相神经元。

在低位脑干，呼吸神经元主要集中分布于左右对称的三个区域：①延髓背内侧的背侧呼吸组，相当于孤束核腹外侧部，主要含吸气神经元，主要作用是使吸气肌收缩而引起吸气。②延髓腹外侧区的腹侧呼吸组，从尾端到头端相当于后疑核、疑核和面神经后核及其邻近区域。该区域含有多种类型的呼吸神经元，主要作用是使呼气肌收缩而引起主动呼气，还可调节咽喉部辅助呼吸肌的活动及延髓、脊髓内呼吸神经元的活动。③脑桥头端背侧部分的脑桥呼吸组，相当于臂旁内侧核及其相邻的Kölliker-Fuse（KF）核，二者合称为PBKF核群，为呼吸调整中枢所在部位，主要含呼气神经元，作用是限制吸气，促使吸气向呼气转换（表2-6）。

（3）高位脑 呼吸运动还受脑桥以上中枢部位的影响，如大脑皮层、边缘系统、下丘脑等。大脑皮层可通过皮层脊髓束和皮层脑干束在一定程度上随意控制低位脑干和脊髓呼吸运动神经元的活动，以保证其他呼吸运动相关活动的完成，如说话、唱歌、哭笑、咳嗽、吞咽、排便等等。一定程度上的随意屏气或加深加快呼吸也是靠大脑皮质的控制实现的。大脑皮质对呼吸运动的调节系统是随意的呼吸调节系统，而低位脑干的呼吸运动调节系统则是不随意的自主呼吸节律调节系统。两个系统的下行通路是分开的，故临床上有时可以观察到自主呼吸和随意呼吸分离的现象。如：脊髓前外侧索下行自主呼吸通路受损时，自主节律性呼吸运动出现异常甚至停止，而病人仍可进行随意呼吸。但这种病人常需依靠人工呼吸机维持肺通气，否则病人一旦入睡，呼吸运动就会停止（图 2-15）。

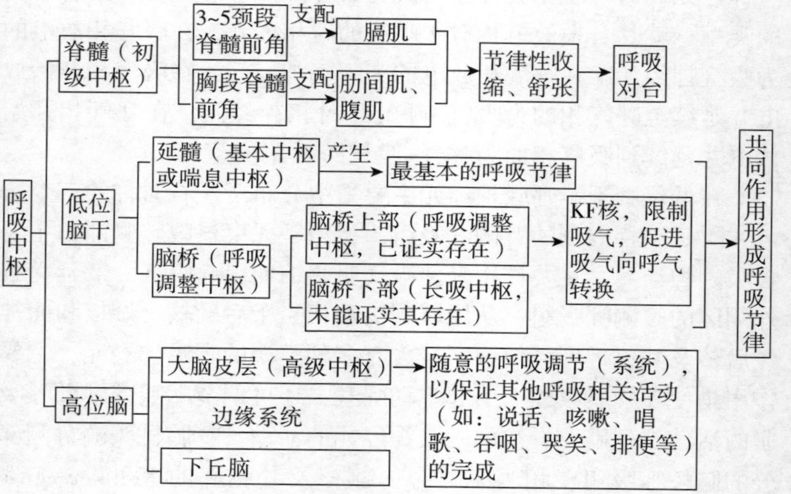

图 2-15　呼吸中枢的组成及功能

表 2-6　低位脑干呼吸神经元的分布区域及作用

	分组	位置	主要神经元	作用
低位脑干	背侧呼吸组（DRG）	延髓背内侧，相当于孤束核腹外侧部	吸气神经元	使吸气肌收缩引起吸气

续表 2-6

	分组	位置	主要神经元	作用
低位脑干	腹侧呼吸组（VRG）	延髓腹外侧，相当于后疑核、疑核、面神经后核及其邻区域	多种类型呼吸神经元	（1）使呼气肌收缩引起主动呼气；（2）调节咽喉部辅助呼吸肌的活动；（3）调节延髓和脊髓内呼吸神经元的活动
	脑桥呼吸组（PRG）	脑桥头端背侧，相当于臂旁内侧核及其邻近的 Kölliker-Fuse（KF）核（二者合称 PBKF 核）	呼气神经元（呼吸调整中枢所在部位）	限制吸气，促使吸气向呼气转换

注：①以上各区域均为左右对称分布。②有学者发现在 VRG 中（相当于疑核头端平面）存在一个前包钦格复合体的区域，可能为哺乳动物呼吸节律起源的关键部位。③脑损伤、脑脊液压力升高、脑膜炎等情况下，可出现比奥呼吸（Biot breathing）。其是一种病理性的周期性呼吸，表现为一次或多次强呼吸后，继以长时间呼吸停止，之后又再次出现数次强呼吸，周期变动较大，短则仅 10s，长则可达 1min。它是死亡前出现的危急症状，其发生的原因尚不清楚（可能是疾病侵及延髓，呼吸中枢受损所致）。

（二）呼吸节律的形成（图 2-16）

目前认为正常呼吸节律的形成有两种可能机制：①起步细胞学说，认为节律性呼吸正如窦房结起搏细胞的节律性兴奋引起整个心脏产生节律性收缩一样，是由延髓内具有起步样活动的神经元的节律性兴奋引起的。前包钦格复合体可能就是呼吸节律起步神经元的所在部位。②神经元网络学说，该学说认为呼吸节律的产生有赖于延髓内呼吸神经元之间的相互联系和相互作用。其有多种模型，最有影响的是 20 世纪 70 年代提出的中枢吸气活动发

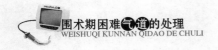

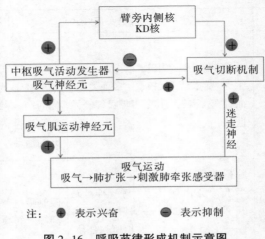

注：⊕ 表示兴奋　　⊖ 表示抑制

图 2-16　呼吸节律形成机制示意图

生器和吸气切断机制模型。该模型认为在延髓内存在着一些起中枢吸气活动发生器和吸气切断机制作用的神经元，前者的活动引起吸气神经元呈渐增性放电，兴奋吸气肌运动神经元，引起吸气过程；另外，其活动还能增强脑桥 PBKF 神经元和延髓吸气切断机制神经元的活动。吸气切断机制神经元在接受来自吸气神经元、PBKF 神经元和迷走神经中肺牵张感受器的传入信息时活动增强，达到一定阈值时即对中枢吸气活动发生器神经元产生抑制作用，使吸气活动随之终止，转为呼气过程。当吸气切断机制神经元因接受兴奋性影响减少或活动减弱时，吸气活动发生器神经元的活动便逐渐恢复，吸气活动再次发生，如此周而复始，形成节律性的呼吸运动。由于脑桥 PBKF 神经元的活动和迷走神经肺牵张感受器传入活动可增强吸气切断机制的活动，促进吸气转为呼气。所以在实验中，如损毁 PBKF 或切断迷走神经，动物出现长吸式呼吸。

54

二、呼吸活动的反射性调节

呼吸节律虽然起源于脑，但呼吸运动的频率、深度和样式等都受到来自呼吸器官自身及血液循环等其他器官系统感受器传入冲动的反射性调节，下面论述几种重要反射。

（一）化学感受性呼吸反射

化学感受性反射指化学因素对呼吸运动所产生的反射性调节活动。化学因素包括动脉血液、组织液或脑脊液中的 O_2、CO_2 和 H^+。机体通过呼吸运动调节血液中的 O_2、CO_2 和 H^+ 水平，而血液中的 O_2、CO_2 和 H^+ 水平的变化又通过化学感受性反射调节呼吸活动，从而维持机体内环境中这些化学因素的相对稳定和机体代谢活动的正常进行。

1. 化学感受器

化学感受器指其适宜刺激是 O_2、CO_2 和 H^+ 等化学物质的感受器。依其所在部位的不同，分为外周化学感受器和中枢化学感受器（图 2-18）。

（1）外周化学感受器：位于颈动脉体和主动脉体，是调节呼吸和循环的重要的外周化学感受器，其在动脉血 P_{O_2} 降低、P_{CO_2} 或 H^+ 浓度升高时受到刺激，冲动分别经窦神经（舌咽神经的分支，分布于颈动脉体）和迷走神经（分支分布于主动脉体）传入延髓，反射性地引起呼吸加深加快和血液循环功能的变化。虽然二者都参与呼吸和循环的调节，但颈动脉体主要调节呼吸，而主动脉体在循环调节方面较为重要。

颈动脉体和主动脉体的血液供应非常丰富，每分钟血液供应量约为其重量的 20 倍，血流量约 2000mL/100g 组织（脑组织约54mL/100g）。其动、静脉 P_{O_2} 差几乎为零，即在一般情况下，外周化学感受器始终处于动脉血液的环境中。

当灌流血液中的 P_{O_2} 下降，P_{CO_2} 或 H^+ 浓度升高时，传入神

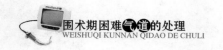
经纤维放电频率增加,反射性使呼吸运动增强增快,肺通气增加。如果保持灌流血液的 Po_2 在 100mmHg,仅减少灌流量,传入冲动也增加。因为血流量下降时,颈动脉体从单位血液中摄取的 O_2 量相对增加,细胞外液 Po_2 因供 O_2 少于耗 O_2 而下降。但在贫血或 CO 中毒时,血 O_2 含量虽然下降,Po_2 仍正常,只要血流量充分,化学感受器传入神经放电频率并不增加。所以,当机体缺氧时,化学感受器感受的刺激是所处环境中 Po_2 的下降,而不是动脉血 O_2 含量的降低。

当血液中 Pco_2 和 H^+ 浓度升高时,外周化学感受器还可因 H^+ 进入细胞内而受到刺激,引起传入神经动作电位频率增高,进而兴奋呼吸运动。CO_2 容易扩散进入外周化学感受器细胞,使细胞内 H^+ 浓度升高;而血液中的 H^+ 则不易进入细胞。因而,血液 H^+ 浓度升高时,感受器细胞内的 H^+ 浓度变化小。因此,CO_2 对外周化学感受器的刺激作用比 H^+ 强。

O_2、CO_2 和 H^+ 三种因素对化学感受器的刺激作用有相互增强的现象,两种因素同时作用时比单一因素的作用强。这种协同作用的意义在于,当机体发生循环或呼吸衰竭时,Pco_2 升高和 Po_2 降低常同时存在,它们协同刺激外周化学感受器,共同促进代偿性呼吸增强反应。

颈动脉体含 Ⅰ 型细胞(球细胞)和 Ⅱ 型细胞(鞘细胞),它们周围包绕以毛细血管窦,血液供应十分丰富。Ⅰ 型细胞呈球形,有大量囊泡,内含递质,如乙酰胆碱、儿茶酚胺、某些神经肽等,这类细胞起着感受器的作用。Ⅱ 型细胞数量较少,没有囊泡,功能上类似神经胶质细胞。窦神经的传入纤维末梢分支穿插于 Ⅰ 、Ⅱ 型细胞之间,与 Ⅰ 型细胞形成特化的接触,包括单向突触、交互突触、缝隙连接等,传入神经末梢可为突触前和(或)突触后成分。交互式突触在 Ⅰ 型细胞与传入神经之间构成一种反馈环路,通过释放递质调节化学感受器的敏感性。此外,颈动脉体还受传出神经支配,通过调节血流和化学感受器的敏感性来改变化学感受器的活动。目前认为，Ⅰ型细胞受到刺激时，细胞内 Ca^{2+} 浓度升高，触发递质释放，引起传入神经纤维兴奋。

（2）中枢化学感受器：动物实验研究表明，在延髓存在着一些不同于呼吸中枢，但可影响呼吸活动的化学感受区，称为中枢化学感受器。

中枢化学感受器位于延髓腹外侧浅表部位，左右对称，可以分为头、中、尾三个区。头端和尾端区都有化学感受性；中间区不具有化学感受性，可能是头端区和尾端区传入冲动向脑干呼吸中枢投射的中继站（图 2-17）。

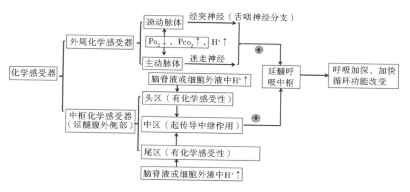

图 2-17　化学感受器的分类及作用

注：①颈动脉体主要参与呼吸调节，主动脉体主要参与循环调节。②血液中的 CO_2 能迅速透过血-脑脊液屏障，而 H^+ 不易透过，故脑脊液中的 H^+ 主要源于：$CO_2 + H_2O \rightarrow H_2CO_3 \rightarrow H^+ + HCO_3^-$，而非来源于血液，血液 pH 变化对中枢化学感受器作用小而缓慢。③脑脊液中碳酸酐酶很少，CO_2 与 H_2O 的反应很快，中枢化学感受器对 CO_2 的反应有一定时间延迟。

中枢化学感受器的生理刺激是脑脊液和局部细胞外液中的 H^+，而不是 CO_2。但血液中的 CO_2 能迅速通过血-脑屏障，使化学感受器周围细胞外液中的 H^+ 浓度升高，从而刺激中枢化学感

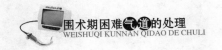

受器，引起呼吸中枢兴奋。由于脑脊液中碳酸酐酶含量很少，CO_2 与水的水合反应很慢，所以对 CO_2 的反应有一定的时间延迟。血液中的 H^+ 不易通过血-脑脊液屏障，故血液 pH 值的变动对中枢化学感受器的直接作用较小，也较缓慢。

当体内 CO_2 持续增多时，最初数小时内，呼吸兴奋反应很明显，但随后的 1~2 天内呼吸兴奋反应逐渐减弱到原来的 1/5 左右。原因在于：①肾对血液 pH 具有调节作用；②血液中的 HCO_3^- 也可缓慢透过血-脑屏障，降低 H^+ 浓度，减弱 H^+ 对呼吸运动的刺激作用。因此，CO_2 对呼吸运动的急性驱动作用较强，而慢性刺激作用则较弱。

中枢化学感受器与外周化学感受器不同，它不感受低 O_2 的刺激，但对 H^+ 的敏感性比外周的高，反应潜伏期较长。中枢化学感受器的生理功能可能是调节脑脊液的 H^+ 浓度，使中枢神经系统有一稳定的 pH 环境；而外周化学感受器的生理作用主要是在机体低 O_2 时驱动呼吸运动。

2. CO_2、H^+ 和低 O_2 对呼吸运动的调节

（1）CO_2 对呼吸运动的调节：CO_2 是调节呼吸运动最重要的生理性化学因素。很早就知道，在麻醉动物或人，动脉血液 P_{CO_2} 降得很低时可出现呼吸暂停。因此，一定水平的 P_{CO_2} 对维持呼吸中枢的基本活动是必需的。

吸入气中 CO_2 增加时，肺泡气 P_{CO_2} 随之升高，动脉血 P_{CO_2} 也升高，呼吸加深加快，肺通气量增加。肺通气的增加可使 CO_2 的排出增加，肺泡气和动脉血 P_{CO_2} 重新接近正常水平。但当吸入气 CO_2 含量超过一定水平时，肺通气量不能相应增加，使肺泡气和动脉血 P_{CO_2} 显著升高，导致中枢神经系统包括呼吸中枢活动的抑制，引起呼吸困难、头痛、头昏，甚至昏迷，出现 CO_2 麻醉。总之，CO_2 在呼吸调节中经常起作用，动脉血 P_{CO_2} 在一定范围内升高，可加强对呼吸的刺激作用，但超过一定限度则有抑制和麻醉效应。

CO_2 刺激呼吸运动的途径有两条：①通过刺激中枢化学感受器再兴奋呼吸中枢；②刺激外周化学感受器，冲动经窦神经和迷走神经传入延髓，反射性地使呼吸加深、加快，肺通气量增加（图 2-17）。

去除外周化学感受器的作用之后，CO_2 引起的通气反应仅下降约 20%；动脉血 P_{CO_2} 只需升高 2mmHg 就可刺激中枢化学感受器，出现肺通气加强的反应，而刺激外周化学感受器，动脉血 P_{CO_2} 则需升高 10mmHg。可见，中枢化学感受器在 CO_2 引起的通气反应中起主要作用。不过，因为中枢化学感受器的反应较慢，所以当动脉血 P_{CO_2} 突然增高时，外周化学感受器在引起快速呼吸反应中可起重要作用。另外，当中枢化学感受器受到抑制，对 CO_2 的敏感性降低或产生适应后，外周化学感受器的作用就显得很重要。

注：因某种原因使呼吸受到刺激时，如：心力衰竭或脑干损伤引起呼吸中枢的反应增强，可使肺通气量增加，呼出的 CO_2 增多，肺泡气 P_{CO_2} 下降，血液 P_{CO_2} 也下降，这种低 P_{CO_2} 的血液到达脑部，呼吸中枢因缺少足够的 CO_2 刺激而受到抑制，于是呼吸变慢、变浅甚至停止。呼吸的抑制又使 CO_2 的排出减少，血液 P_{CO_2} 升高，P_{CO_2} 升高的血液到达脑部后，又刺激呼吸中枢，引起呼吸变快、变深，再次使 P_{CO_2} 下降，呼吸运动再次受到抑制。如此周而复始，出现病理性的周期性呼吸，每个周期约 45s 至 3min，这种形式的呼吸称为陈-施呼吸。

（2）H^+ 对呼吸运动的调节：动脉血液 H^+ 浓度升高，可致呼吸运动加深、加快，肺通气量增加；H^+ 浓度降低，呼吸运动受到抑制，肺通气量降低（图 2-17）。

H^+ 对呼吸的调节也是通过外周化学感受器和中枢化学感受器实现的。中枢化学感受器对 H^+ 的敏感性较外周化学感受器高，约为后者的 25 倍。但是 H^+ 通过血-脑屏障的速度较慢，限制了它对中枢化学感受器的作用。因此，血液中的 H^+ 主要通过刺激外周化学感受器而起作用，而脑脊液中的 H^+ 才能对中枢化学感

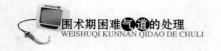

受器形成最有效的刺激。

（3）低 O_2 对呼吸运动的调节：吸入气 Po_2 降低时，肺泡气和动脉血 Po_2 都随之降低，引起呼吸加深、加快，肺通气量增加。通常在动脉血 Po_2 下降到 80mmHg 以下时，肺通气量才出现可觉察到的增加。可见，动脉血 Po_2 的改变对正常呼吸运动的调节作用不大，仅在特殊情况下低 O_2 刺激才有重要意义，如严重肺气肿、肺心病病人，由于肺换气功能障碍，导致低 O_2 和 CO_2 潴留。长时间 CO_2 潴留能使中枢化学感受器对 CO_2 的刺激作用发生适应，而外周化学感受器对低 O_2 刺激的适应则很慢，这时低 O_2 对外周化学感受器的刺激就成为驱动呼吸运动的主要刺激因素。因此，在慢性肺通气或肺换气功能障碍引起机体缺 O_2 的情况下给病人吸入纯 O_2，则可能由于低 O_2 的刺激作用被解除，反而引起呼吸运动暂停。这些情况在临床应用 O_2 疗时应予注意。

低 O_2 对呼吸的刺激作用完全是通过外周化学感受器实现的。切断动物外周化学感受器传入神经后，急性低 O_2 对呼吸运动的刺激效应完全消失。低 O_2 对中枢的直接作用是抑制的。低 O_2 通过外周化学感受器对呼吸中枢的兴奋作用可对抗其直接抑制作用。但是在严重缺 O_2 时，如果外周化学感受器的反射效应不足以克服低 O_2 的直接抑制作用，将导致呼吸运动的抑制（图 2-18）。

（4）CO_2、H^+ 和低 O_2 在呼吸运动调节中的相互作用

CO_2、H^+ 和 O_2 三个因素中只改变一个因素而保持其他两个因素不变时引起的肺通气反应的程度大致相近。

在自然呼吸情况下，不可能是单因素的改变，往往是一种因素的改变会引起另外一种或两种因素相继改变或几种因素同时改变。三者间具有相互作用，对肺通气的影响即可因总和而增强，也可因相互抵消而减弱。当一种因素改变而对另两种因素不加控制时，CO_2 对呼吸的刺激作用最强，且比单因素作用时更明显；H^+ 的作用次之；低 O_2 的作用最弱。Pco_2 升高时，H^+ 浓度也随之

升高，两者的作用发生总和，使肺通气反应比单因素 P_{CO_2} 升高时更强。H^+ 浓度增加时，因肺通气增大使 CO_2 排出增加，P_{CO_2} 下降，H^+ 浓度也有所降低，可部分抵消 H^+ 的刺激作用，使肺通气量的增加比单因素 H^+ 浓度升高时小。P_{O_2} 下降时，也因肺通气量增加，呼出较多的 CO_2，使 P_{CO_2} 和 H^+ 浓度下降，从而减弱低 O_2 的刺激作用。

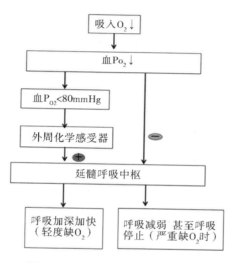

图 2-18　低 O_2 对呼吸运动的调节

注：①+示兴奋，-示抑制。②低 O_2 对呼吸运动的刺激作用完全是通过外周化学感受器实现的，低 O_2 对呼吸中枢的直接作用是抑制，并与缺 O_2 程度正相关。③低 O_2 通过外周化学感受器对呼吸中枢的兴奋作用可对抗低 O_2 对中枢的直接抑制作用，但严重缺 O_2 时这种对抗不足以克服低 O_2 的抑制作用，呼吸将受到抑制。

（二）肺牵张反射

肺牵张反射（黑-伯反射）指由肺扩张或肺萎陷引起的吸气抑制或兴奋性反射。其包括肺扩张反射和肺萎陷反射两种成分。

61

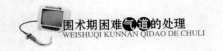

（1）肺扩张反射　是肺充气或扩张时抑制吸气活动的反射。感受器位于从气管到细支气管的平滑肌中，其阈值低，适应性慢。肺扩张时，牵拉呼吸道，使呼吸道扩张，牵拉感受器受到刺激，其传入冲动沿迷走神经（为有髓鞘纤维）进入延髓，在延髓内通过一定的神经联系，促使吸气转为呼气。

生理意义：加快吸气过程向呼气过程转换，使呼吸频率增加。所以切断迷走神经后，吸气延长、加深，呼吸变得深而慢。

（2）肺萎陷反射　是肺萎陷时增强吸气活动或促使呼气转换为吸气的反射。感受器同样位于气道平滑肌内，此反射只在较强的肺萎陷时才出现，故它在平静呼吸的并不参与调节，但对防止呼气过深和肺不张等起一定作用。

（三）　呼吸肌本体感受性反射

肌梭和腱器官是骨骼肌的本体感受器。肌梭受到牵张刺激时可反射性地引起其所在骨骼肌收缩，此为骨骼肌牵张反射，属本体感受性反射。呼吸肌本体感受性反射参与正常呼吸运动的调节，在呼吸肌负荷增加时发挥较明显的作用。

（四）　防御性呼吸反射

主要的防御性呼吸反射包括咳嗽反射和喷嚏反射。

咳嗽反射：是常见的重要防御性反射。其感受器位于喉、气管和支气管的黏膜。大支气管以上部位的感受器对机械刺激敏感，二级支气管以下部位对化学刺激敏感。传入冲动经迷走神经传入延髓，触发咳嗽反射。

咳嗽时，先是一次短促或较深的吸气，继而声门紧闭，呼气肌强烈收缩，肺内压和胸膜腔内压急剧上升，然后声门突然开放，由于肺内压很高，气体便由肺内高速冲出，将呼吸道内的异物或分泌物排出。剧烈咳嗽时，因胸膜腔内压显著升高而阻碍静脉回流，使静脉压和脑脊液压升高。

喷嚏反射：是类似于咳嗽的反射，不同的是刺激作用于鼻黏膜感受器，传入神经是三叉神经，反射效应是腭垂下降，舌压向软腭，而不是声门关闭，呼出气主要从鼻腔喷出，以清除鼻腔中的刺激物。

注：除上述反射外，呼吸运动还受其他多种感受器的传入性影响。如：颈动脉窦、主动脉弓、心房、心室等处的压力感受器受刺激时，可反射性地抑制呼吸运动。另外，肺毛细血管充血或肺泡壁间质积液时，肺毛细血管旁感受器受到刺激，冲动经迷走神经无髓鞘纤维传入延髓，引起反射性呼吸暂停，继而呼吸浅快、血压降低、心率减慢。只是这些反射调节作用较弱，生理意义有限。

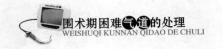
第三章　困难气道的概念与分类

第一节　概　述

一、困难气道的定义

困难气道（difficult airway）是指具有五年以上临床麻醉经验的麻醉医师在面罩通气时遇到了困难（上呼吸道梗阻）或气管插管时遇到困难，或两者兼有的一种临床情况。由定义可以简单理解为：一种可能对麻醉后维护气道通畅及气管插管造成困难的各种临床情况。发生这些临床情况的因素很多，包括病人本身的条件，临床设施和麻醉医师的临床经验等。

二、困难气道包括的情况

（一）困难面罩通气（difficult mask ventilation，DMV）或困难声门上气道通气（difficult supraglottic airway ventilation）

1. 困难面罩通气（DMV）

有经验的麻醉医师在无他人帮助的情况下，在面罩给予纯氧和正压通气的过程中由于一种或者多重原因，多次或者超过 1min 的努力，仍然不能进行有效的面罩通气，致使麻醉前 SpO_2 大于 90% 的病人无法维持 SpO_2 大于 90%。

2. 困难声门上气道（supraglottic airway，SGA）通气

有经验的麻醉医师使用声门上通气工具（supraglottic airway device，SAD），由于声门上气道工具（SAD）密封不良或气道梗阻而无法维持有效通气，致使 SpO_2 下降。

3. 面罩通气分级

根据通气的难易程度将面罩通气分为四级，1~2 级可获得良好通气，3~4 级为困难面罩通气（表3-1）。喉罩的应用可改善大部分困难面罩通气问题。

表 3-1　　　　　　　　　　面罩通气分级

分级	定义	描述
1	通气顺畅	仰卧嗅物位，单手扣面罩即可获得良好通气
2	通气受阻	置入口咽和/或鼻咽通气道单手扣面罩；或单人双手托下颌扣紧面罩同时打开麻醉机呼吸器，即可获得良好通气
3	通气困难	以上方法无法获得良好通气，需要双人加压辅助通气，能够维持 $SpO_2 \geqslant 90\%$
4	通气失败	双人加压辅助通气不能维持 $SpO_2 \geqslant 90\%$

（1）1~2 级通过手握气囊的阻力、胸腹起伏和 $ETCO_2$ 波形三项中间指标测试确定，3~4 级以 SpO_2 是否 $\geqslant 90\%$ 而定。

（2）良好通气是指排除面罩密封不严、过度漏气等因素，三次面罩正压通气的阻力适当（即气道阻力 $\leqslant 20cmH_2O$），胸腹起伏良好，$ETCO_2$ 波形规则。

（3）双人加压辅助通气是指在嗅物位下置入口咽和（或）鼻咽通气管，由双人四手，用力托下颌扣面罩并加压通气。

困难面罩通气危险因素：年龄大于 55 岁、打鼾病史、蓄络

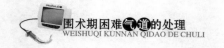

腮胡、无牙、肥胖（BMI>26kg/m^2）是 DMV 的五项独立危险因素。另外 Mallampati 分级Ⅲ或Ⅳ级、下颌前伸能力受限、甲颏距离过短（<6cm）等也是 DMV 的危险因素。当具备两项以上危险因素时，提示 DMV 的可能性较大。

（二）困难声门上气道工具置入（difficult SGA placement）

无论存在或不存在气管病理改变，需要多次努力方可置入声门上气道工具。

（三）困难气管内插管（difficult intubation，DI）

包括困难喉镜显露、困难气管内插管和气管内插管失败。

1. 困难喉镜显露

直接喉镜经过三次以上努力仍不能看到声带的任何部分。

2. 困难气管内插管

无论存在或不存在气管病理改变，气管内插管需要三次以上努力。

3. 气管内插管失败

经过多人多次努力仍然无法完成气管内插管。

第二节　困难气道的分类

一、根据有无困难面罩通气分类

非紧急气道：仅有困难气管内插管而无困难面罩通气的情况。患者能够维持满意的通气和氧合，能够允许有充分的时间考虑其他建立气道的方法。

紧急气道：只要存在困难面罩通气，无论是否合并困难气管内插管，均属紧急气道。患者极易陷入缺氧状态，必须紧急建立气道。其中少数患者会出现"既不能插管也不能通气"（CICV）

的危急情况，可导致气管切开、脑损伤甚至死亡等严重后果。

二、根据发生类型分类

1. 通气困难：指面罩加压时通气困难，以至于病人氧合不足或缺氧窒息。

2. 插管困难：指暴露声门困难或气道有病理改变以至于不能顺利插入气管内导管。单纯的插管困难仍可进行面罩通气，而不至于发生缺氧。

三、根据评估情况分类

根据麻醉前的气道评估情况将困难气道分为已预料的困难气道和未预料的困难气道。

1. 已预料的困难气道：包括明确的困难气道和可疑的困难气道，前者包括明确困难气道史、严重烧伤疤痕、重度阻塞性睡眠呼吸暂停综合征等，后者为仅评估存在困难危险因素者。二者的判断根据患者实际情况及操作者自身的技术水平而定，具有一定的主观性。对已预料的困难气道患者，最重要的是维持患者的自主呼吸，预防发生紧急气道。

2. 未预料的困难气道：评估未发现困难气道危险因素的患者，其中极少数于全麻诱导后有发生困难气道的可能，需常备应对措施。

所以，详细了解与气道相关的疾病史和体征，提前做好病人和器械两方面的准备工作，在应对困难气道的处理时会取得良好的效果。

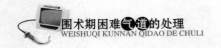

第四章　困难气道的原因与 气道的评估识别

第一节　困难气道产生的原因

一、气道生理解剖变异

主要指先天性或出生后发育过程中出现的解剖异常，表现为短颈、下颌退缩、龅牙、口咽腔狭小、高腭弓、上颌骨前突、错位咬合、下颌骨增生肥大、会厌过长过大等。例如下颌退缩的病人下颌间隙较小，使用刚性喉镜检查时妨碍舌体移动，这些因素限制了导管的直接通过，并使在直接喉镜插管时置入镜片、按压及推移舌体困难，暴露和扩大视野受影响，无法看清喉部组织结构，导致插管困难。

二、局部或全身性疾病致解剖结构变形

许多疾病如颈椎强直、颞下颌关节强直、肥胖、弥漫性骨质增生、肢端肥大症、弥漫性甲状腺肿、扁桃体周围脓肿、类风湿疾病、口周疤痕、喉水肿痉挛、口腔颌面肿瘤、气管食管瘘等。均可造成麻醉诱导后面罩通气不畅、喉镜操作困难和声门暴露不佳等，导致困难气道的发生。

三、创　伤

头颈、口腔、颌面部急性创伤引起上呼吸道出血，异物阻

塞，下颌骨骨折错位及软组织撕脱、肿胀、缺损等，均可引起喉镜置入、气管插管困难。

四、其　他

如循环呼吸功能不全、妊娠、饱食等可使气道解剖发生改变或麻醉诱导药物使用受限，潜在地增加气管插管难度。

第二节　气道的评估与识别

气道评估的目的是判断是否存在喉镜直接暴露困难和其他造成困难气道的因素，并因此造成气管插管、面罩通气困难或其他无创、有创人工气道建立困难。大约 90% 以上的困难气道病人可以通过术前评估发现。对于已知的困难气道患者，有准备有步骤地处理将显著增加病人的安全性。因此，必须在麻醉前对所有病人是否存在困难气道做出评估。但值得注意的是有时术前气道评估基本正常的患者，也可能出现意想不到的气管内插管困难或通气困难。

一、病　史

详细询问病史，特别是有关气道方面的既往手术麻醉史，如有无打鼾或睡眠呼吸暂停综合征、气道手术、颈椎融合、头面颈部外伤、气道肿瘤、头面部放疗、气道烧灼伤等病史。必要时还应查阅相关的麻醉记录。了解既往有无气管插管困难病史及困难气道处理的经历。

二、体格检查

1. 一般检查

注意外貌、体形、有无先天性畸形和病理性体征。下颌、口

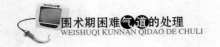

腔、牙齿等情况。观察有无牙齿异常、先天畸形（如口小舌大、脊柱畸形等）、过度肥胖、烧伤疤痕等。上述体征均可导致气管插管困难。

困难气道提示体征：①不能张口或张口度小；②颈椎活动受限，脊柱畸形；③颏退缩（小颏症）（测甲颏距离：颈部完全伸展，测下颌骨下缘至甲状软骨切迹的距离。>6.5cm 正常，小于 3~4 横指，声门显露可能发生困难）；④舌体大（巨舌症）；⑤门齿突起、外露过多，上下齿错位；⑥下颌骨发育不全；⑦颈短，肌肉颈；⑧病态肥胖；⑨颈椎外伤，带有颈托、牵引装置；⑩颜面及颈部巨大包块；⑪颜面、颈部烧伤及疤痕；⑫嘴唇、口腔及咽喉部肿瘤等。

2. 张口度

张口度是指最大张口时上下门齿间距离。成人张口度正常值在 3.5~5.6cm。张口度小于 3cm 或检查者的两横指时，将无法置入喉镜，导致困难喉镜显露。影响张口度的因素包括咬肌痉挛、颞下颌关节功能紊乱及各种皮肤病变（烧伤瘢痕挛缩、进行性系统性硬化症等）。咬肌痉挛可以使用麻醉药和肌松药改善，但应慎用，而颞下颌关节的机械性问题及皮肤病变通常麻醉后也难以改善。

3. 牙　齿

牙齿松动患者，或新近长出的乳齿或恒齿的幼儿，其齿根均浅，缺乏周围组织的有力支持，易被碰落，插管前应仔细观察并标记。某些患者存在异常牙齿，如门齿外突或过长、上下齿列错位、缺牙等，面罩通气或气管内插管可能困难。异常牙齿易在喉镜操作过程中遭损伤致松动、折断或脱落，应注意避免。一旦发生牙齿脱落，应仔细寻找，及时取出，防止进入气管及肺内。有活动性义齿者，应在术前取下（整块全口义齿或半口义齿不用取，取下有时会影响面罩通气）。

4. 头颈部活动度

颈部屈曲可以使咽轴和喉轴近于重叠，寰椎关节的伸展可以使口轴接近咽轴和喉轴，在颈部屈曲和寰椎关节伸展的体位下三轴接近重叠，最易实施喉镜检查和气管插管。

正常人颈部能随意前屈、后仰、左右旋转或侧弯。嘱患者头部向前向下弯曲用下颏接触胸骨，然后向上扬起脸测试颈伸展范围。下颏不能接触胸骨或不能伸颈提示气管内插管困难。

从上门齿到枕骨隆突之间划连线，取其与身体纵轴线相交的夹角，正常前屈为165°，后仰应大于90°。如果后仰不足80°，提示颈部活动受限，插管可能遇到困难，常见于颈椎病变（类风湿性关节炎、颈椎结核、颈椎半脱位或骨折、颈椎椎板固定术后等）。颈部病变（颈部巨大肿瘤、颈动脉瘤等）；烧伤或放射治疗的患者导致颈胸粘连使颈部活动受限；过度肥胖（颈粗短、颈背脂肪过厚）或先天性疾病（斜颈、颈椎骨性融合等）。

5. 上呼吸道三轴线（图4-1）

口、咽、喉三轴线接近或重叠时，说明病人已处于最有利于气管插管的体位。

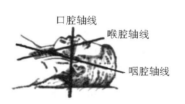

图4-1　口腔和咽喉部的三轴线

6. 甲颏距离

甲颏距离是指头在完全伸展位时甲状软骨切迹上缘至下颏尖端的距离。成人正常值在6.5cm以上。如果甲颏距离很短，喉轴和咽轴的锐角加大，妨碍其直线排列。甲颏距离小于6cm或

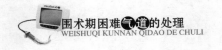

检查者的三横指宽度，提示气管内插管可能困难（图4-2）。

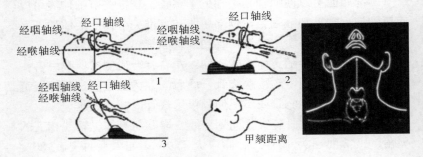

图4-2　三轴线和甲颏距离

　　注：平卧时三轴线相互交叉，头抬高10cm（垫枕），肩部贴手术床，咽喉轴线可重叠，头后仰三轴线成角变小（接近重叠）。三轴线越接近重叠，越有利于插管。

7. 颞颌关节活动度

　　颞颌关节活动度是下颌骨活动性的指标。

　　如果患者的下门齿前伸能超出上门齿，通常气管内插管是容易的。如果患者前伸下颌时不能使上下门齿对齐，插管可能会困难。下颌前伸幅度越大，喉部显露就越容易。下颌前伸幅度越小，易发生前位喉（喉头高）而致气管内插管困难。

8. 咽部结构分级

　　咽部结构分级即改良的 Mallampati 分级或称"马氏分级"。Mallampati 提出了一个简单的气道评估方法，后经 Samson 和 Young 的修改补充，成为当今临床广为采用的气道评估方法。Mallampati 分级：患者取正坐位姿势，头居正中位，检查者视线与张口处呈同一水平位，嘱患者用力张口伸舌至最大限度（不发音），根据能否看到悬雍垂及咽部的其他结构判断分级（表4-1，图4-3）。

表4-1   改良的 Mallampati 分级

分级	观察到的结构
I	可见软腭、咽腭弓、悬雍垂
II	可见软腭、咽腭弓、部分悬雍垂
III	仅见软腭、悬雍垂基底部
IV	看不见软腭

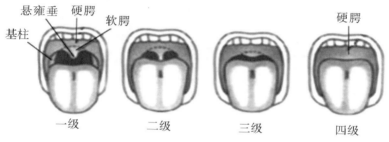

图4-3　Mallampati 分级

　　咽部结构分级愈高预示喉镜显露愈困难，III～IV级提示困难气道。该分级是一项综合指标，其结果受到患者的张口度、舌的大小和活动度以及上腭等其他口内结构和颅颈关节运动的影响。

　　9. Cormach-Lehane 喉镜暴露分级

　　根据直接喉镜暴露下可见的喉部结构分为四级：I级能完全暴露声门；II级能看到勺状软骨（即声门入口的后壁）；III仅能看到会厌；IV看不到会厌（图4-4）。

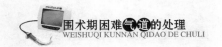

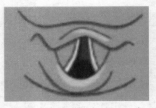
声带大部可见（Crade 1）

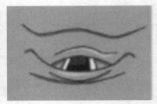
勺状软骨可见（Crade2）

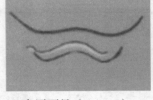
会厌可见（Crade3）

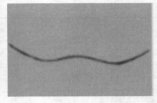
会厌不可见（Crade4）

图4-4　Cormach-Lehane 分级

注：Mallampati 分级为Ⅳ级者，喉镜暴露分级几乎为Ⅲ～Ⅳ级。

10. 胸颏间距

胸颏间距指头部后仰至最大限度时，下颌骨颏突至胸骨上缘切迹间的距离，正常值>12.5cm，如<12.5cm 可能会出现插管困难。

11. 下颌骨水平长度

下颌骨水平长度指下颌角至颏突的距离，用以表示下颌间隙的间距，<9cm 插管困难的概率增加。

12. 鼻咽腔（图4-5）

拟行经鼻气管插管的病人，应询问鼻腔通畅情况，了解既往有无鼻损伤、鼻出血、咽喉部手术等病史，检查了解鼻部外形（如鼻前庭的内径大小，两侧鼻孔大小是否对称相等）和鼻腔通畅程度，分别阻塞单侧鼻孔试行呼吸。检查有无扁桃体肥大、咽后壁脓肿及喉炎等，并根据鼻咽腔情况选择合适型号的气管导管。

　　注：①测试鼻孔通畅性的方法：检查者用食指分别按压鼻翼阻塞病人一侧鼻孔，让另一侧鼻孔吸气或呼气，以通畅性好的一侧鼻腔作为选择插管的径路。②导管的选择：以能通过鼻孔为宜。凡气管导管外径能通过鼻孔者，一般均能顺利通过鼻腔而出后鼻孔。③注意事项：对于鼻塞患者应仔细询问鼻塞的程度及发作时间，是单侧还是双侧鼻腔，是发作性还是持续性，有无交替变化或逐渐加重的特点，有无其他伴发症状等。鼻腔的阻塞或病变均可影响经鼻腔气管内插管，若鼻部原因引起鼻塞严重者，应放弃经鼻腔气管内插管，或经专科医师检查后决定。另外，鼻腔黏膜较脆弱，特别是鼻中隔前上区的黏膜具有来自上颌动脉分支极丰富的血管丛分布，称"鼻易出血区"或"Little 区"，一旦损伤，极易引起严重出血（约90%的鼻出血发生于此），造成插管困难。因此，鼻腔部位放射治疗后及使用抗凝治疗的患者，应慎重考虑经鼻插管或禁用。

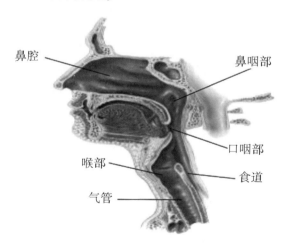

图 4-5　鼻咽部

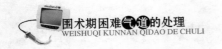

三、辅助检查

（1）间接喉镜或纤维喉镜检查有无气道肿瘤、咽后壁脓肿、声门水肿狭窄等。

（2）X线检查颈椎正侧位片，CT等影像学检查，可确定是否存在气管偏移和偏移的程度，有无颈椎融合、颈椎脱位半脱位、颈椎退行性变和椎间盘病变等情况。有助于评估困难气道的可能性，并可明确困难气道的特征与程度。

四、其他提示困难气道的因素

（1）肥胖 BMI≥26kg/m² 属肥胖体型，BMI 增加提示气道风险增加。肥胖使肺-胸顺应性和肺泡通气量降低，肺活量、深吸气量和功能余气量减少，肺泡通气血流比失常，麻醉后在无效的通气下血氧饱和度维持困难。肥胖病人与下颌前伸受限、颈部解剖异常、睡眠呼吸暂停、打鼾均有密切相关性，可独立提示中度的面罩通气困难。

（2）年龄大于 55 岁、打鼾病史、蓄络腮胡、无牙、肥胖（BMI>26kg/m²）是 DMV 的五项独立危险因素。另外 Mallampati 分级Ⅲ或Ⅳ级、下颌前伸能力受限、甲颏距离过短（<6cm）等也是 DMV 的危险因素。

（3）上腭高度拱起变窄、下腭空间顺应性降低、小下颌或下颌巨大、颈短粗、病态肥胖、孕妇、烧伤、会厌炎、类风湿性关节炎、强直性脊柱炎、肢端肥大症以及咽喉部肿瘤等对于预测困难气道都具有一定的敏感性和特异性，但单一方法还不能预测所有的困难气道，在临床上应综合应用。

第五章 困难气道的处理

保持气道通畅，确保通气和换气的有效性，是生命支持的首要基础。因此，在临床急救工作中（包括手术麻醉），成功建立人工气道显得十分重要。气道不通畅数分钟，就可导致心脏骤停，大脑损害，甚至死亡。在麻醉死亡的病例中，困难气道处理失败约占30%。但多数困难气道的病例经仔细的术前诊视检查就能加以识别，通过充分准备，选择适当的方法处理都能解决。

第一节 困难气道处理原则

一个理想的气道管理计划应当预见所有可能的并发症，在一种技术失败时，能及时提供另一种方法解决问题。应遵循先无创后有创的原则建立气道，不提倡同一种方法反复尝试，以免加重损伤和延误时间（具体处理参见图5-1）。

一、基本原则

对于术前已估计插管困难的病人，应在镇静和局麻后保持自主呼吸的状态下进行气管插管。原则上，无成功气管插管把握者不得轻易作全麻诱导，保持患者清醒和自主呼吸，妥善完成气管插管后再进行全身麻醉；已全麻、无自主呼吸的病人插管困难时，应在面罩通气保证满意气体交换的前提下选用各种插管技术；极端气道困难的病人应及时采用紧急的应急措施，如经气管喷射通气、喉罩通气等。

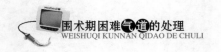

围术期困难气道的处理
WEISHUQI KUNNAN QIDAO DE CHULI

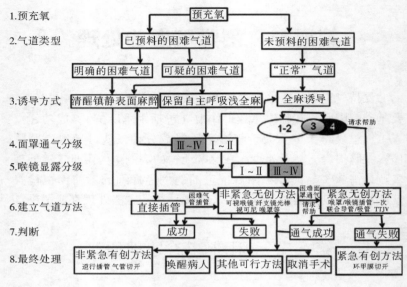

图 5-1　困难气道处理流程

　　注：①根据呼气末二氧化碳（$ETCO_2$）波型判断面罩通气、气插管或喉罩通气的有效性；②保留自主呼吸浅全麻推荐在表面麻醉基础上实施，若出现呼吸抑制，行面罩正压通气，通气困难者按"按紧急气道"处理或及时唤醒病人；③多次尝试气管插管均告失败；④其他可行方法包括：面罩或喉罩通气下行麻醉手术，局麻或神经阻滞下手术等；⑤喉镜显露分级即直接喉镜下的Cormach-Lehane 分级；⑥面罩通气分级分为Ⅰ～Ⅳ级：Ⅰ级：通气顺畅，单手扣面罩即可良好通气；Ⅱ级：轻微受阻，工具辅助或双手托下颌可获良好通气；Ⅲ级：显著受阻，需双人加压辅助通气，$SpO_2 \geq 90\%$；Ⅳ级：通气失败，需双人加压辅助通气，$SpO_2 \leq 90\%$。

1. 术前已预知的困难气道

（1）对于术前已知的插管困难或预测困难气道高风险患者，一般在保留自主呼吸的清醒状态下选用各插管技术。

（2）强调在局麻和镇静下保留自主呼吸行清醒气管插管

①咽喉和气管黏膜分布有丰富的植物神经，刺激后易产生不良反射：高血压、心动过速或心动过缓，甚至心跳骤停。气管插管对咽喉部刺激反应剧烈，可发生呛咳、躁动、血流动力学波动和心理应激反应等。完善的表面麻醉，可有效减轻患者清醒气管插管时的不良反射。

②镇静、镇痛药物可减少病人在气管插管时发生的生理应激反应。一般可以分次小量静脉给予咪唑安定 0.02~0.05mg/kg、氟哌利多 0.04mg/kg 和芬太尼 1.5~2μg/kg。

2. 已全麻而无自主呼吸的病人插管困难

病人无自主呼吸而面临插管困难时，应在面罩通气保证良好通气的情况下选用各种通气技术。通气和氧合是目的，气管插管是达到目的的手段之一，通气比插管更重要。

3. 紧急气道病人

极端气道困难的患者应及时采用紧急的应急措施，如经气管喷射通气、喉罩通气、食管-气管联合导管通气、环甲膜穿刺、气管切开等，保障生命安全。（参见紧急气道处理流程图，图5-2）

二、困难气道的临床处理原则

1. 不能开口或者开口度受限者

可采用清醒盲探或纤维内窥镜明视引导下经鼻插管。小儿不易合作，一般可于吸入麻醉后保留自主呼吸行经鼻盲探或纤维支气管镜引导插管。鼻部极易出血，避免反复插管并注意防止发生误吸。

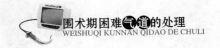

紧急气道处理流程图

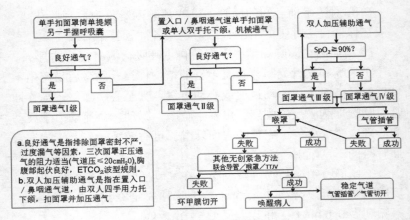

图 5-2　紧急气道处理流程图

2. 能开口但无法显露声门者

可选择盲探插管、可视喉镜、喉罩或光棒等引导插管、逆行引导气管插管等。如术前已预知插管困难，可采用清醒气管插管并充分准备困难气道处理的工具。

3. 能显露声门但气管插管操作困难者

（1）因舌根或咽喉部恶性肿瘤或血管瘤而易出血的病人，直接喉镜置入或盲探插管极易导致大出血，以采用纤支镜明视下引导插管为妥。

（2）因肿瘤而致气管狭窄的患者，禁用快诱导气管插管。

（3）对喉部恶性肿瘤病人，术前应详细了解肿瘤部位、病变性质及阻塞程度。对无气道阻塞或症状较轻者，可采用快速诱导插管或清醒气管插管。对气道阻塞严重者，应考虑行气管切开插管。对这类病人进行插管时，操作务必轻柔，以防肿瘤组织破裂、脱落或出血而造成窒息。

第二节 建立气道的方法、工具和用途

用于困难气道的器械有百余种之多，我们推荐最常用的和被公认最有用的几种。将这些工具分为处理非紧急气道和紧急气道的工具和方法。处理非紧急气道的目标是无创，而处理紧急气道的目的是挽救生命。

一、非紧急无创方法

主要为喉镜、经气管导管和声门上气道工具三类。

（一）喉镜类

分为直接喉镜和可视喉镜。

1. 直接喉镜

直接喉镜包括弯型镜片（Macintosh）和直型镜片（Miller）（图5-3）。选择合适的尺寸类型非常最重要，必要时需更换不同尺寸类型的镜片。直接喉镜由镜柄、镜片和光源组成。镜片的作用是推开舌体及其他软组织，从而显露声门完成气管内插管。

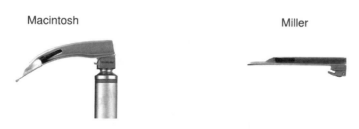

Macintosh   Miller

图5-3 Macintosh 喉镜片和 Miller 喉镜片

（1）弯型镜片（Macintosh）

有曲度的 Macintosh 喉镜片可以避免直接压迫会厌，避免刺激

81

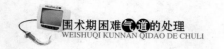
会厌喉面上神经支配区域，减少诱发喉痉挛和支气管痉挛的几率。

（2）直型镜片（Miller）

用 Miller 喉镜片进行气管内插管时，镜片尖端置于会厌喉面的下方，向前上方插入喉镜即可直接显露声门。对于会厌狭长肥厚的患者，以及婴幼儿和声门位置较高的患者，直喉镜片有时可更好显露声门。

2. 可视喉镜（video laryngoscope）

包括 Glidescope，Mcgrath、Airtraq 等，不需要口、咽、喉三轴重叠，可有效改善声门显露，一般需借助管芯，以防显露良好却插管失败。

（1）Glidescope 可视喉镜（图 5-4）

①是一种采用视频芯片、以光学成像为基础的喉镜。

②喉镜片装入了双色光源和摄像头，由喉镜和监视器两部分组成，其附带的监视器可以显示声门。

③喉镜片厚度仅为 1.8cm，镜片前端 60° 成角，有利于显露声门。

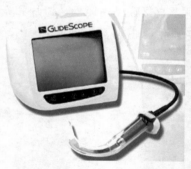

图 5-4　Glidescope 可视喉镜

（2）Mcgrath 可视喉镜

常用有 Mcgrath Series 5（图 5-5）和 MAC 3（图 5-6）两种

型号。Mcgrath Series 5 具有独特的可调节镜片长度的支架，通过长度调节，达到类似于更换不同型号喉镜片的效果，可以适应 5 岁以上儿童到成人，不同体型病人的插管需要。喉镜顶部的 LCD 屏幕能够清晰显示气管内插管过程。

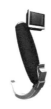 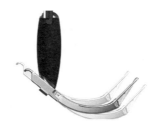

图 5-5　Mcgrath Series 5 喉镜

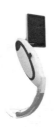 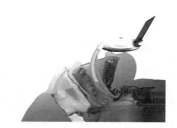

图 5-6　Mcgrath MAC 3 喉镜

（3）Airtraq 可视喉镜（图 5-7）

①镜片前端 90° 弯角，带可显示插管全过程的视频系统，有利于显露声门。

②引导槽可引导气管导管进入声门，不需使用管芯。

③设计有防雾系统，以便于保证视野清晰。

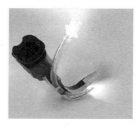

图 5-7　Airtraq 可视喉镜

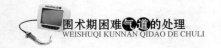

（二）经气管导管类

经气管导管辅助引导插管工具主要包括硬质管芯、光棒、可视管芯、纤维支气管镜四类。

1. 管芯类

包括硬质管芯、可弯曲管芯及插管探条。需喉镜辅助，方法简便，可提高插管成功率。

2. 光棒（Light Wand）

利用颈前软组织能透射光线及气管位置较食管靠前的特性来明确气管导管位置，以辅助气管插管。优点是快速简便，可用于张口度小和头颈不能运动的病人。

3. 可视管芯

如视可尼（Shikani）（图5-8）等，优点是结合了光棒和纤维气管镜的优势，快捷可视，成功率高。

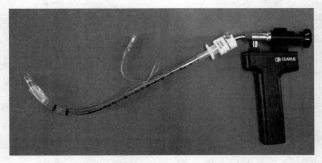

图5-8　视可尼（Shikani）

4. 纤维支气管镜

此方法能适合多种困难气道的情况，尤其是清醒镇静表面麻醉下的气管插管，但一般不适合紧急气道，操作需经一定的训练，才能熟练掌握。

（三）声门上气道工具

包括引流型喉罩、插管型喉罩及其他。

1. 引流型喉罩

常用的有 Proseal 喉罩（LMA－ProSeal）和 Supreme 喉罩（LMA-Supreme）等，是应用最广泛的声门上气道工具。置入成功率高，既可改善通气，也可代替气管插管维持通气。

2. 插管型喉罩

常用的有 Fasrrach 喉罩（LMA－Fasrrach）、Cookgas 喉罩（Cookgas air-Q）和 Ambu 喉罩（Ambu Aura-i）等。插管型喉罩的优点是可同时解决困难的通气与困难气管插管，插管成功率高，但却受病人张口度限制。

3. 其 他

包括 i-gel（图 5-9）和 SLIPA（图 5-10）等声门上气道工具，免充气型，置入成功率高。

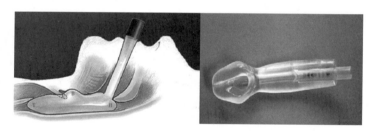

图 5-9　免充气式喉罩 i-gel

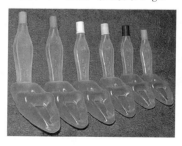

图 5-10　免充气式喉罩 SLIPA

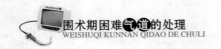

（1）i-gel 无囊双腔喉罩　具有无需充气的囊，使用简单，放置成功率高，通气可靠，刺激小，心血管反应轻，可避免咽喉及气管黏膜损伤，特别适用于急救及紧急气道通气的建立。

（2）SLIPA 英文全称 streamlined liner of the pharynx airway，这是一个像靴子一样的免充气喉罩，有一个可以容纳 50mL 反流液体的空腔。可以通过测量甲状软骨间距来选择不同型号（47、49、51、53、55、57），适用于从 30kg 到 80kg 的病人。

（四）其他方法

如经鼻盲探气管插管也是临床可行的气道处理方法。优点是无需特殊设备，适用于张口困难或口咽腔手术需行经鼻气管插管的病人。

二、非紧急有创方法

（1）逆行气管插管：适用于普通喉镜、喉罩、纤维支气管镜等插管失败，颈椎不稳、颌面外伤或解剖异常者，可根据情况选择使用。

（2）气管切开术：气管切开术有专用工具套装，创伤虽比手术切开小，但仍大于其他建立气道的方法且并发症较多，用时较长，只用于必须的病人（如喉肿瘤、上呼吸道巨大脓肿，气管食管上段破裂或穿孔）及其他建立气道方法失败的病人。

三、紧急无创方法

发生紧急气道时要求迅速解决通气问题，保证病人的生命安全，为进一步建立气道和后续治疗创造条件。常用的紧急无创和微创气道工具和方法包括以下几种。

（1）双人加压辅助通气：在嗅物位下置入口咽和/或鼻咽气道，由双人四手，用力托下颌扣面罩并加压通气。

（2）喉罩（laryngeal mask airway，LMA）：既可以用于非紧急气道，也可用于紧急气道。紧急情况下，应选择操作者最容易置入的喉罩，如 Supreme 喉罩。

（3）食管–气管联合导管（esophageal–tracheal combitube，ETC）：联合导管是一种双套囊和双管腔的导管，无论导管插入食管还是气管均可进行有效通气。

（4）喉管（laryngeal tube，LT）：原理和方法与联合导管类似，尺码全，损伤轻。

四、紧急有创方法

（1）环甲膜穿刺置管和经气管喷射通气（transtracheal jet ventilation，TTJV）：用于声门上途径无法建立气道的紧急情况。每次喷射通气后必须保证病人的上呼吸道开放以确保气体完全排出。

（2）环甲膜切开术是紧急气道处理流程中的最终解决方案。快速切开套装（如 Quicktrach 套装），可快速完成环甲膜切开术。操作虽然简便，但必须事先在模型上接受过训练才能迅速完成。

第三节　清醒气管插管

对于已知或预计气管插管困难的病人，一般在病人清醒保留自主呼吸的状态下进行气管插管。原则上，无插管成功把握者不得轻易使用镇静、肌松药或进行全麻诱导，安全的处理方法是保持病人清醒和自主呼吸，妥善解决气道通畅的问题后再行人工气道建立或全麻。存在下列病情之一者均以选用清醒气管内插管为宜：①气道不全梗阻，如痰多、咯血、颈部肿块压迫气管；②消化道梗阻，如幽门梗阻、肠梗阻；③饱食，如急性创伤、临产伤；④不能耐受深麻醉，如高龄、休克、危重、消瘦衰弱。对小儿（新生儿除外），情绪紧张或神志不清又不能合作的病人，不宜采用清醒气管插管法。

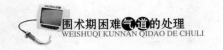

清醒病人能较好地维持咽喉部肌肉张力，保证自然气道通畅。困难气道病人在全麻和应用肌松药后，肌张力下降，可出现上呼吸道组织结构塌陷，不利于维持呼吸道通畅和声门的识别，并可能置病人于无自主呼吸且无法人工辅助呼吸的紧急情况下，危及生命安全。清醒插管成功的关键，在于对病人适当准备和处理，当病人对咽部刺激反应活跃时，任何方法的气管插管都将困难。

一、一般准备

病人的心理准备必不可少，术前良好的沟通，告知清醒气管插管的必要性及操作步骤，减轻恐惧心理，取得配合。术前需使用颠茄类药物，减少呼吸道分泌物；且黏膜干燥，也有利于局麻药喷雾起作用。

（1）对病人做好适当解释，重点说明须配合的事项，如放松全身肌肉，保持深慢呼吸，不屏气和恶心等，以争取病人充分合作。

（2）使用适当的麻醉前用药，如氟哌啶、咪达唑仑、哌替啶或芬太尼，以及阿托品等，可使病人镇静、咽喉反射减弱和分泌物减少，有利于施行清醒插管。

（3）全面完善的咽喉气管黏膜表面麻醉是保证清醒气管插管成功的关键。

（4）为保证清醒气管插管顺利进行，操作手法应尽可能轻巧、缓慢和正确。

二、插管准备

对于预计气管插管困难的病人，插管前应有充分的准备，才能提高插管成功率和安全性，除常规插管准备外，同时应注意以下问题。

（1）对于 Mallampati 分级 III 级和 IV 级，拟行盲探气管插管患者，导管的选择应较同等情况的正常患者细 2~4 号（法制）。

（2）可根据病人的解剖学异常将气管导管塑形成相应形状。

（3）准备合适的口咽和鼻咽通气道，面罩及不同型号的喉镜片备用。

（4）准备并检查吸引装置是否有效。

（5）在预计 IV 级难度的困难气管插管病人，应准备可视喉镜、纤维支气管镜、应急气道（如喉罩和联合导气管）、经气管高频喷射通气装置等。

三、局部麻醉

表面麻醉是清醒气管插管的主要麻醉方法，需要足够的时间使表面麻醉作用完全。多数病人可在完善的表面麻醉下施行气管插管。经鼻气管插管者，需用缩血管药物做滴鼻准备，如 1% 麻黄素或 0.25% 新福林，表面麻醉常用 1% 丁卡因或 2%~4% 利多卡因喷雾舌根、咽喉后壁和梨状隐窝处。气管内表面麻醉可经环甲膜穿刺注入上述局麻药 2~4mL。

1. 咽喉黏膜表面麻醉

用 1% 丁卡因或 2%~4% 利多卡因，循序分 3 次喷雾：先喷舌背后半部及软腭；隔 1~2min 后，嘱病人张口，同时发"啊"长声，作咽壁及喉部喷雾；隔 1~2min 后，用喉镜片当作压舌板轻轻提起舌根，将喷雾器等对准声门，在病人深吸气时作喷雾。三次喷雾所用的 1% 丁卡因或 2%~4% 利多卡因总量一般以 2~4mL 为限。

2. 气管黏膜表面麻醉

（1）经环甲膜穿刺注药法：在咽喉表麻完成后，病人取头后仰位，在甲状软骨与环状软骨之间（环甲膜）定好穿刺点，用盛有 1% 丁卡因（或 2% 利多卡因）2mL、带 23 号注射针头的注射器，作垂直刺过环甲膜进入气管。经抽吸有气证实针尖位置正确，嘱病人深呼吸，在呼气末、吸气始之际作快速注入麻药。

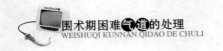

此时病人往往呛咳，为避免刺伤气管黏膜，需迅速退针。本法的表麻效果确实可靠，但易激惹病人剧咳和支气管痉挛。为避免此类痛苦，可采用经声门注药法。

（2）经声门注药法：在咽喉表麻完成后，用喉镜显露声门，右手持盛有 1% 丁卡因（或 2% 利多卡因）、前端带截短成 8~10cm 的硬膜外导管的注射器，在直视下将导管前端经声门插至气管上端，然后边旋转注射器，边缓慢注入麻药。注毕嘱病人咳嗽数次，即可获得气管上段、声门下及会厌喉面的黏膜麻醉。本法可显著减轻病人的痛苦。

注：也可在硬膜导管前端不同方向上的适当位置增加数个小孔，如此可不旋转注射器推药，而达到局麻药均匀分布，完善麻醉的目的。

3. 鼻腔黏膜表面麻醉

（1）4%~5% 可卡因，因兼有局部血管收缩作用，先用 1mL 滴鼻，再用可卡因棉片填塞鼻后腔。

（2）0.5%~1% 丁卡因麻黄碱混合液，先滴鼻，再用混悬液棉片填塞鼻后腔。

（3）用盐酸丙美卡因或利多卡因滴入鼻腔，再把浸泡 1：1000 的肾上腺素加利多卡因液的棉片填塞后鼻腔。

注：①也可将局麻药作鼻咽腔直接喷雾麻醉。②鼻后腔麻醉后，要确保将全部填塞用棉片取出，以避免遗漏残留造成气道阻塞。

4. 喉上神经阻滞

咽喉部局部麻醉，除上述方法外，还可辅以喉上神经阻滞。

（1）喉上神经的分布

喉上神经是迷走神经在结状神经节下缘发出的分支，下行约 2cm 到达舌骨大角平面处分为内外两支。外支主要支配运动，内支主要与喉上动脉伴行穿过环甲膜，分布于声门以上黏膜，支配该区域黏膜感觉。其阻滞后可减轻或消除气管插管时的呛咳反应。

（2）喉上神经阻滞方法（图5-11）

①方法：

A. 经舌骨角入路：确定颈总动脉，在动脉内侧触及舌骨大角尖端，在其下缘用3.5cm长的7号短针，向前、内、下方缓慢进针约1cm注入局麻药。

B. 经甲状软骨角入路：于颈外侧可触及甲状软骨角和舌骨软骨角，在这两个点之间用3.5cm长的7号短针垂直皮肤穿刺，当刺破甲状软骨韧带时，稍有突破感，回吸无血，注入1%利多卡因2mL。

②注意事项：

A. 注射过浅或药量过大易发生喉返神经阻滞。

B. 会厌下双侧阻滞可以产生延续到声带以上的区域性阻滞。

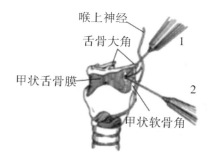

注：阻滞方法：1. 经舌骨角入路；2. 经甲状软骨角入路

图5-11　喉上神经阻滞

四、镇静镇痛药的使用

适当应用镇静镇痛药，可以缓解病人的恐惧和烦恼，提高痛阈，使病人耐受气管插管的操作，减少病人对插管操作的痛苦及不愉快回忆。但是应保留病人的意识状态，使其能配合操作，以

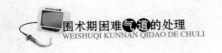

利于插管操作时保证呼吸道通畅，防止呼吸抑制并减少胃内容物反流误吸风险。咪唑安定有很好的镇静效果及顺行性遗忘作用，适用于清醒气管插管，再配合适当的镇痛药效果更佳。

清醒镇静表面麻醉包括病人准备、镇静和表面麻醉等几个环节。镇静的理想目标是：在良好的镇静镇痛作用下，病人恶心呕吐的敏感性降低，处于闭目安静顺行遗忘，同时又能随时唤醒、高度合作的状态。咪达唑仑、芬太尼、舒芬太尼和右美托咪定是常用的药物。

保留自主呼吸浅全麻是介于清醒镇静表面麻醉和全麻诱导之间的一种诱导方式，在保留病人自主呼吸的前提下使病人意识消失。建议在表面麻醉的基础上实施，禁用肌松药。七氟烷和丙泊酚均可用于该诱导方式，诱导与苏醒迅速，对自主呼吸抑制较轻。诱导过程中发现呼吸抑制甚至呼吸暂停时，应及时面罩正压通气辅助呼吸，若出现通气困难按"紧急气道"处理或及时唤醒病人。

五、清醒下气管插管的方法

清醒下气管插管的方法有多种，需根据病人具体情况、治疗与手术方式等进行综合评估后选择最佳方法。

1. 经口明视下气管插管

（1）定义：借助喉镜在直视下暴露声门后，将导管经口插入气管内。

（2）方法

①将病人头后仰，双手将下颌向前、向上托起以使口张开。

②左手持喉镜由右口角放入口腔，将舌推向左侧后缓慢推进，可见到悬雍垂。

③将镜片垂直提起前进，直到看见会厌。将弯镜片置于会厌与舌根交界处（会厌谷），用力向前上方提起，使舌骨会厌韧带紧张，会厌翘起紧贴喉镜片，即显露声门。

④以右手拇指、食指及中指以持笔式握住导管的中上段，由口右角进入口腔，双目经过镜片与管壁间的狭窄间隙监视导管尖端插入声门。借助管芯插管时，当导管尖端入声门后，应拔出管芯，再将导管插入气管内。导管插入气管内的深度，成人 4～5cm，导管尖端至中切牙（门齿）的距离为 18～23cm。临床实践证明：导管尖端到中切牙的距离，男性选择 23cm，女性选择 21cm，适用于 99% 以上的病人。

⑤套囊充气。

⑥确认导管在气管内。

⑦固定导管。

（3）确认导管进入气管内的方法

①直视下看见导管通过声门进入气管。

②压胸部时，导管口有气流。

③人工通气时，可见双侧胸廓对称起伏。

④听诊双肺可听到清晰的肺泡呼吸音。

⑤如用透明导管，完成插管、导管气囊充气后，进行人工通气，吸气时导管内壁清亮，呼气时可见明显"白雾"样变化。可用手抹一下起"雾"段导管壁，如"白雾"仍存在，说明导管位于气管内。如"白雾"消失说明其是由口腔内溢出气形成。可能原因为气囊漏气或导管位置不正确。

⑥观察病人嘴唇、（指）甲床充血良好，颜色红润。如果嘴唇、甲床发绀，说明病人缺氧，有导管误入食道可能，或气管导管位置不准确，需重新插管或调整气管导管深度。

⑦如病人有自主呼吸，接麻醉机后可见呼吸气囊随呼吸运动而张缩。

⑧SpO_2 检测：观察 5～10min，$SpO_2 \geq 95\%$ 并稳定说明位置正确；SpO_2 偏低但稳定在一较高数值上，有可能是导管位置过深；持续快速下降说明导管误入食道，病人出现严重缺氧。SpO_2 检测是非常可靠的指标，但其存在一定的时间延迟现象，

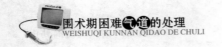

不能很好理解此点，当其快速下降时才对病人进行处理，有时会丧失最佳处理时机。

⑨CO_2 指示器：是一种圆形或圆柱形，内有特定无害的化学指示剂，插管前将其连接于导管标准接头上，插管完成后，按压胸廓或接麻醉机行人工通气，指示器内的指示剂发生变色说明导管位置准确，否则为误入食管。

⑩$ETCO_2$ 检测：做 5~10 次呼吸后见稳定不变的"数值和波形图"说明导管位置正确。该指标快速、及时、准确，被认为是确定气管导管位置的"金标准"。需要注意的一点是大量服用过碳酸饮料（如：可乐）的急症饱胃病人可出现"假阳性"，要注意鉴别。"假阳性"的 $ETCO_2$ 数值和波形表现为一个逐渐衰减（变小），最后消失的过程。其是由积蓄在胃内的 CO_2 气体所形成，见此特征波形说明导管误入食道。

2. **经鼻气管插管**（nasotracheal intubation，NTI）

（1）定义：是气管内插管术的一种，将气管导管通过鼻腔插入病人气管内（图 5-12）。

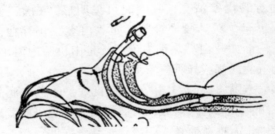

图 5-12　经鼻气管插管

（2）方　法
①完善的鼻腔内及口咽喉部表面麻醉。
②插管时病人头部可垫 5~10cm 薄枕。
③成人常选用 ID6.5~8mm 气管导管。

④导管前端的斜面，在插入前鼻孔时，对向鼻中隔。

⑤盲探插管的病人，当导管进入后鼻孔则将导管旋转90°使斜面对向咽后壁，轻柔地推进。接近声门时，回旋导管使斜面对向侧壁，并抬高颈部或略抬头，依据呼吸气流强度和声音大小调整导管位置插入声门。

非盲探插管或盲探插管不成功而条件允许的病人，则可采取喉镜引导下的经鼻插管法。操作方法：当气管导管通过后鼻孔后，经口以直接或可视喉镜挑起会厌，暴露声门，再用插管钳钳夹引导气管导管，通过声门插入气管。

⑥确认导管在气管内，气管导管套囊充气。

⑦固定导管。

注：经鼻盲探插管及经鼻纤维支气管镜引导下的气管插管详细方法见本章第四节。

第四节　困难气道的处理方法

一、带管芯气管插管

1. 操作方法

（1）将管芯涂抹润滑剂后，插入拟用导管，前端不超出导管（距导管前端开口 0.3~0.5cm），根据需要塑形导管（通常将导管尖端向前弯成鱼钩状）。

（2）采用弯镜片显露声门，如果显露困难，可按压甲状软骨视野会有不同程度的改善，以便声门显露达到最好程度，如能看见会厌或声门下缘的杓间切迹即可尝试进行插管。

（3）能看到杓间切迹者，以此为标记，将导管尖部伸入会厌下方向前推进，感觉导管通过声门后插入 2~3cm 拔出管芯，再将导管推进至合适深度。

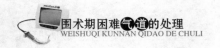
（4）能见到会厌而见不到声门的任何一部分者，则松开对甲状软骨的按压，使咽喉部回复到自然位置（以免会厌与声门位置发生错移，导管尖不能正对声门影响插管），将导管尖端置于会厌中部正下方，向上、向前盲探声门插管，多可使导管顺利滑入声门。

（5）对于部分Ⅳ级喉头显露的困难插管病人，如经压甲状软骨、环状软骨仍不能窥视会厌下缘，可根据口咽结构将导管塑形成相应弧度，在距食道口 0.5～1.0cm 处上方寻找声门，一旦出现气流声，向前推送导管，如遇阻力，可左右转动导管再行推送。

（6）特制喉镜的应用　以上方法插管不成功，有条件时可使用一些特殊喉镜，以帮助插管。

①Belscope 型喉镜（图 5-13）：喉镜片中间曲 45°，并带有三棱镜，因中间弯曲，容易进入，直接将会厌挑起，可使声门暴露良好。因个体差异，喉镜片的弯曲度未必都能适应，且有时三棱镜模糊，影响视野。

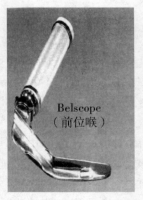

图 5-13　Belscope 型喉镜

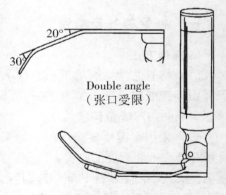

图 5-14　Double-angle 型喉镜

96

②双角度（Double-angle）喉镜（图 5-14）：喉镜片薄，中间大约有 20°，前端有 30°的向前弯曲，由于逐渐弯曲，喉部容易暴露。

③McCoy 型喉镜（图 5-15）：喉镜片前端的角度可用喉镜柄旁的调节杆随意调节，使会厌挑起更容易。但对张口困难者，喉镜片的曲度和厚度尚有问题。

④Bullard 型喉镜（图 5-16）：属硬质结构装置，作用类似于间接纤维光导喉镜，但镜片的设计更适合于气道的解剖学。操作中镜片尖端能直接或间接提起会厌，所以观察声门不需特殊的头、颈部体位，在颈椎病变患者使用尤其有利。

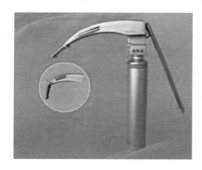

图 5-15　McCoy 型喉镜

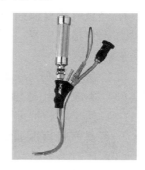

图 5-16　Bullard 型喉镜

2. 注意事项

（1）动作轻柔，推进导管遇阻力，切不可使用暴力向前推进，可稍后退导管，选择不同的方向试插。

（2）如感觉导管尖部正对声门通过困难，可改换小 1~2 号的导管插管，避免暴力通过造成声带损伤。

（3）切不可带管芯插入气管过深，以免造成气管前壁黏膜损伤。

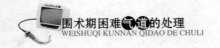

二、盲探插管

随着可视技术的发展，气管内插管变得越来越简单。但是在面对一些特殊病人时，基层医院的医师由于设备、仪器相对简陋，盲探插管等一些经典技术还是显得必不可少，关键时候可以弥补仪器设备简陋所带来的限制，帮助解决部分临床困难。经鼻盲探插管可分为清醒经鼻气管盲探插管、快速诱导后经鼻气管盲探插管和控制通气下经鼻盲探插管三类。其中清醒经鼻气管盲探插管在处理困难气道时，具有特殊的作用和地位。

（一）经鼻盲探气管内插管

1. 经鼻气管盲探插管的优点

（1）快捷、容易、成功率高，且对病人体位要求不严，较容易被病人接受。

（2）易于管理，舒适性较经口气管插管好，病人可以进食。

（3）不改变原气道结构，更符合生理特点且易拔管。

（4）便于口腔护理，放置时间较经口气管插管长。

2. 经鼻气管盲探插管的适应证

（1）所有需要全身麻醉或机械通气的病人。

（2）术后需要长期留置气管导管的病人。

（3）头颅、颈椎、口腔和额面部手术病人。

（4）张口受限、颈椎活动度差的困难气道病人。

（5）牙齿松动的病人。

3. 经鼻气管盲插管的禁忌证

（1）严重鼻炎、鼻息肉、鼻中隔严重偏曲的病人。

（2）经常出现鼻出血的病人。

（3）凝血功能异常等血液病病人。

（4）颅底骨折的病人。

4. 操作方法

（1）插管前准备

①尽可能向病人解释操作流程，消除病人的恐惧与担忧，以寻求其配合。

②根据困难气道处理流程，对已预料的困难气道，尽量选择在浅全麻下插管或清醒气管插管，必须保持自主呼吸，防止变成紧急气道。

③用2%利多卡因凝胶或石蜡油润滑鼻孔和气管导管。

④适当的镇静和良好的表面麻醉是顺利完成的前提。插管前可以静脉注射阿托品、东莨胆碱或长托宁，减少口咽部分泌物。

⑤鼻腔进行良好的表面麻醉（见本章第三节清醒气管插管）。

⑥行环甲膜穿刺局麻和或喉上神经阻滞（见本章第三节清醒气管插管）。

（2）插管方法

将导管斜面朝向鼻甲，从较通畅一侧鼻孔插入，进入鼻孔导管应与面部或手术床垂直缓慢送入，当出现一突破感后（说明导管已通过后鼻孔），操作者将自己的耳部附在气管导管末端，边感受病人的呼吸气流，边继续送管，当气流音清晰而强时，说明导管已接近声门，待病人吸气（声门开大）时顺势迅速把导管送入气管。确认导管并固定导管，置管深度一般较经口气管插管深2~3cm。如送管过程中气流音不清楚，则适当调整头部位置或旋转导管至气流音清楚后再继续送管。

插管时遇到导管误入食管，多为头前屈过度。应稍退导管，将头后伸，使导管向前转向插入气管。若插入一侧梨状窝，则需后退导管至气流最强处，旋转导管。如进入的是左侧梨状窝顺时针旋转变，进入右侧则逆时针旋转，多可成功。误入会厌谷，常因头过度后伸，应稍退导管，使头抬高前屈后，再沿最大气流声方向探插导管。导管误入咽后间隙，应将导管逐渐后退，当听到气流声时，导管旋转90°，重新探插可获成功。

操作时动作要轻柔，切忌使用暴力和反复操作甚至长时间操

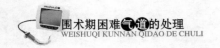

作，以避免造成出血、水肿和缺氧等并发症。

插管过程中导管经左侧鼻孔插入则病人头稍向左侧偏斜，经右侧鼻孔插入则头向右偏。插管过程中经右鼻孔插入导管可适当逆时针左旋；经左鼻孔插入时则导管可以适当顺时针右旋，即"插哪侧头偏向哪侧；右鼻左旋，左鼻右旋"。

经鼻盲探气管插管切勿勉强，特别是清醒盲探插管遇到困难时，要及时改为麻醉诱导后盲探插管或明视下经鼻或口气管插管，切勿延误时间造成病人缺氧或给病人造成生理和心理创伤。

导管于鼻咽部受阻的处理：本情况多见于第一颈椎异常或腺样体肥大的患者。学龄儿童有腺样体肥大者占 30%~40%。导管在鼻咽部受阻时，如果用暴力盲目插管，极易引起损伤、出血。针对这种情况的处理措施有：①导管受阻时，将导管做逆时针旋转，使导管前端的斜面朝向咽后壁；如仍不能奏效，可经气管导管腔将一根柔软的引导线自口腔拉出，分别牵拉导线的两端，可使导管离开咽后壁而到达咽喉部。②在气管导管内置入金属导丝，用以加大导管的弯曲度，有助于导管离开咽后壁而进入咽部。③导管在鼻咽部受阻后，利用食指伸入口咽，探触咽后壁及腺样体，并使导管脱离咽后壁。本法简单易行，并能发现咽喉异常，适用于小儿。成人口咽部较深本法难以奏效。

（二）盲探经口气管内插管法

本法多采用清醒插管方式，最适用于部分张口受限、呼吸道部分梗阻、颈椎强直、颈椎骨折、脱臼、颈前疤痕挛缩、喉结过高、颈项粗短或下颌退缩等病人，其基本方法有两种：鱼钩状导管盲探插管法和手指探触引导经口插管法。

（1）鱼钩状导管盲探插管法：插管前利用导管芯将气管导管弯成鱼钩状，经口腔插入，用气流声响作导引进行插管，方法与经鼻盲探插管基本相同。本法成功的关键在于良好的表面麻醉和恰如其分的导管弯度。

（2）手指探触引导经口插管法：术者运用食指插入口腔，

通过探触会厌位置以作为插管引导。本法要求术者有一定长度的食指，同时需要完善的表面麻醉和病人充分的合作。操作方法：①利用导管芯将气管导管弯成鱼钩状；②施行口、咽喉部和气管内表面麻醉；③病人取仰卧自然头位；术者站于病人右侧；④让病人张口，牵出或伸出舌体，做深慢呼吸，并尽量放松颈部、口底和咀嚼肌肌肉；⑤术者将左手食指沿右口角后臼齿间伸入口腔抵达舌根，探触会厌上缘，并尽可能将会厌拨向右侧。如果术者手指不够长，则可改作轻柔按压舌根的操作手法；⑥用右手持导管插入口腔，在左手食指的引导下对准声门，于深吸气末将导管插入声门。

三、插管探条引导插管

适用于声门显露不佳的病人。挑喉镜后，当声门不能显露，可先用弹性橡胶导引管进行盲探，进入气管后，再沿导引管将气管导管推入气管内。

1. 气管插管探条（导丝）的构成

最常使用的是树胶弹性探条（GEB），其由橡胶和丝线混合制成，细长棒状、表面光滑、具有弹性，末端圆钝成钩状，长度为气管导管的 1.5 倍以上（图 5-17）。

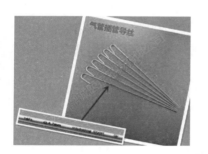
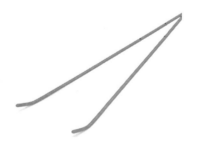

图 5-17　气管插管探条、导丝

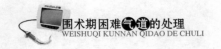
2. 探条使用方法

（1）置入喉镜最大限度暴露声门（同带管芯气管插管）。

（2）右手执探条，末端弯钩指向前方，紧贴会厌中央正下方插入声门。成功置入气管的体征是当探条沿气管环推进时可听到滴答声或末端有阻挡感。有三种方法可以确定引导管是否在气管内：①触及导引管通过气管环时的滑动感；②导引管达第三级小支气管时受阻，如在食管内，导引管仍可深入；③病人可能出现咳嗽；若为空心导引管，可连接 CO_2 分析仪，观察到连续恒定的 $ETCO_2$ 波型说明进入气管。

（3）探条置入成功后，将气管导管套在探条外面，在探条引导下将气管导管插入，导管通过声门前其尖部指向后方，通过声门后再转向前方，并边推进导管边退出探条。

（4）确定导管位置是否正确（同经口明视插管）。

3. 注意事项

置入探条过程中不能将气管导管套在探条外面，以免影响探条送入过程中手的感觉。

四、可视喉镜气管插管

可视喉镜是一类新型光导喉镜，其在直视咽部的情况下进行气管插管，具有直接可视、图像清晰及视野大的特点，可避免咽部组织及会厌对声门的阻挡。同时，也能减轻临床医师插管时的上提力度及对病人咽喉部的刺激，使插管成功率得到极大提高。

1. 适应证

适用于各种院前急救和手术麻醉的气管插管（包括困难气道）。

2. 分　类

（1）直接可视咽喉镜　用眼从目视镜直接寻找声门进行气管插管（图5-18）。

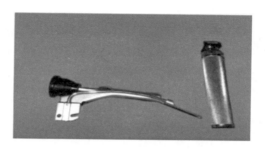

图 5-18 直接可视喉镜

（2）间接可视咽喉镜 通过观看摄像系统的视频画面寻找声门进行气管插管（图 5-19）。

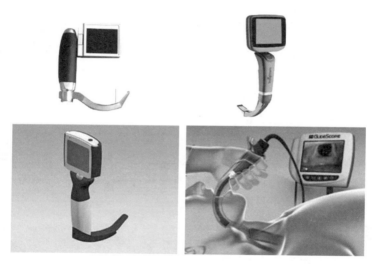

图 5-19 间接可视咽喉镜（多种类型）

3. 优 点

（1）部分可视喉镜与普通喉镜结构相似，有利于麻醉医师快速掌握使用。

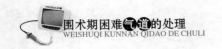

（2）整个插管路径内的组织解剖结构清晰可见，显著改善声门显露分级，极大提高插管的准确性和成功率，同时便于教学和科研。

（3）操作者与病人间可保持一定的距离，降低受病人呼吸道分泌物、血液和呕吐物污染的机会，减少交叉感染。

（4）普通喉镜气管插管时，需口、咽、喉三轴线尽可能重叠，以便达到显露声门的最佳体位。而可视喉镜视点前移，无需三轴一线，头颈部操作幅度较小，更有利于颈椎损伤病人的气管插管。

五、喉罩的应用

喉罩是 20 世纪 80 年代中期研制成功并用于临床，国内 90 年代引入。目前对喉罩的使用已取得了很大的进展，应用范围越来越广。现在已进入第四代产品，并根据临床使用的需要开发出了从小儿到成人的多种型号和一次性或反复使用的多种产品。

（一）喉罩的分类

1. 第一、二代喉罩

（1）优点：①使用简单，可迅速建立人工气道；②放置成功率高，未经训练的医护人员操作成功率为 87%，总成功率 99.81%；③通气可靠；④避免咽喉及气管黏膜损伤；⑤刺激小，心血管反应小；⑥可用于急救。

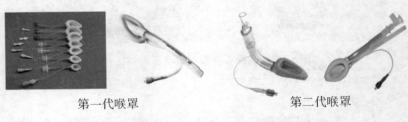

第一代喉罩　　　　　　　　　　第二代喉罩

图 5-20　一代喉罩（左）　　二代喉罩（右）

（2）缺点：与呼吸道密封不完全，口腔分泌物增加，易移位，无法有效隔离呼吸道和消化道，可引起胃胀气，严重时并发反流或误吸，限制了其在临床的应用。

2. **第三、四代喉罩**

具备一、二代的优点，同时具有自己的特点：①主管呈 90°弯曲，有通气管和引流管设计，引流管可插入胃管引流胃液，防止胃胀气和胃内容物反流误吸；②双气囊设计，通气罩与咽喉部解剖更匹配，密封性更好；③远端位于食管开口，固定好，不易移位（图 5-21）；四代兼具了气管插管功能（图 5-22）。

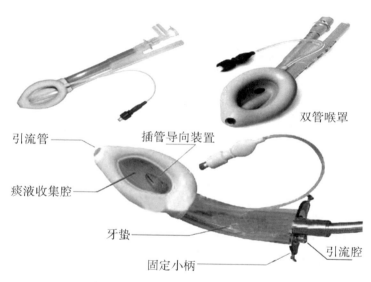

图 5-21　第三代喉罩（双通喉罩）

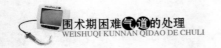

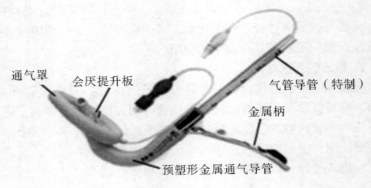

通气罩　　会厌提升板　　　　　　　　　气管导管（特制）

金属柄

预塑形金属通气导管

图 5-22　第四代喉罩

注：兼顾了前三代的功能和优点。

（二）喉罩的型号

目前有 7 种型号，分别用于新生儿、婴儿、儿童和成人。成年女性常用 3 号（30~50kg）或 4 号（50~70kg），男性 4~5 号（70~100kg）。插管型喉罩结合树胶弹性探条可辅助完成困难气管插管，其号码决定了可插入导管的粗细，3~4 号能通过 ID6.0mm，5 号能通过 ID7.0mm 导管。

（三）喉罩（LMA）使用方法

1. 普通喉罩的置入使用

（1）选择适当尺寸和类型喉罩。麻醉中维持自主呼吸选用普通型，控制呼吸选用加强型，辅助气管插管则选用插管型喉罩。

（2）喉罩背面涂抹润滑剂，用注射器将气囊内空气吸尽。

（3）左手从后面推送枕部，使病人颈部伸展、头后仰，左手下拨下颌部打开口腔。

（4）右手食指和拇指握持喉罩，开口面向颏部，紧贴上切牙内面插入，然后向上用力紧贴硬腭推送入口腔，需要的话可用食指放在喉罩的罩管结合部向里推送（此过程中，最好一边轻轻来回上下滑动，一边向下推进，以更好地保持喉罩的自然形态），直至遇到阻力。

也可借助喉镜，将舌尽量上抬，使口腔空间增大，右手持喉罩沿舌正中插入喉部，直至遇到阻力。

（5）气囊充气［充气量＝喉罩号×5（mL），充气量过低易漏气，过高易至喉痛］，连接麻醉机进行通气，评估满意程度，视情况调整位置后固定。

（6）确定喉罩位置：通过听诊、观察导管内气体运动、胸廓起伏情况及监测 SpO_2、$ETCO_2$ 来确定喉罩位置是否正确及是否出现会厌向下脱位导致气道梗阻。

（7）喉罩置入成功能提供正常的自主通气和氧合，也能进行中等水平气道压情况下的控制通气。

2. **插管型喉罩（ILAM）的置入与使用**

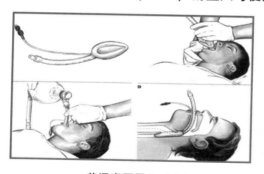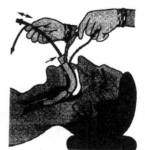

普通喉罩置入（左）　　　　　　经喉罩插管（右）

图 5-23

（1）插管型喉罩的构成：常用的是由 Dr. Brain 推出的 Fas-trach TM 喉罩。ILAM 由一宽短不锈钢管连接喉罩和引导把手构成，接口内径 15mm，具有一可移动会厌提升板和引导斜坡（见喉罩的应用：第四代喉罩，图 5-22）。Fastrach TM 喉罩最粗可

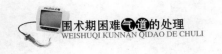

容纳 ID8.5mm 的导管插入。

（2）使用方法：喉罩置入同普通喉罩（可不用食指推送），到位后气囊充气 1/3，将涂抹润滑剂的导管插入气管内，确定导管位置正确后，取下气管导管接头，喉罩气囊放气后退出。

（四）喉罩的优点

（1）置入不需颈部运动、不需要肌松药、不需要喉镜，易学易操作，置入迅速。

（2）刺激性小，插管反应轻，恢复期病人易耐受，适合冠心病、高血压患者。

（3）无误入食道和支气管问题，几乎没有术后咽喉部疼痛和咳嗽。

（4）喉罩通气代替传统面罩通气，可消除面罩对术者操作上的影响。

（5）某些特殊和紧急情况下，可将其置入建立紧急气道，如侧卧或俯卧位时。

（6）当神经阻滞麻醉效果不佳，需要联合浅全麻时，喉罩置入通气是一个理想的方法。

（7）可以为气管内插管困难的病人建立气道，并提供通道利用各种可能的技术（如纤维光导喉镜、支气管纤维镜、插管探索条等）完成气管插管。

（8）是帮助急症气道建立气道支持的最主要设备，是一种救命的通气措施。

（五）喉罩的缺点

（1）由于其气囊的密封性不如气管导管，有呕吐误吸的可能。所以有呕吐误吸风险的病人（如急症饱胃）禁忌使用。

（2）不能耐受气道高压，当气道峰值压>20~25cmH$_2$O 时，易泄漏致通气不足和胃胀气。因此，其更适用于自主通气的病人。

（3）需要足够的麻醉深度，麻醉过浅可致喉痉挛。故不适宜于意识清醒的病人。

（4）声门上部或下咽部损伤、扁桃体重度肥大、口咽部肿瘤、喉或气管偏移者不宜选用。

（六）喉罩的适应证与禁忌证

（1）喉罩使用适应证：全身麻醉患者、急诊科院前急救、ICU及各科室急救与心肺复苏、困难气道等患者。

（2）喉罩使用禁忌证：①气管受压和气管软化者；②咽喉部病变，如咽部脓肿、血肿、水肿、组织损伤等；③胸腔手术病人；④COPD+正压通气；⑤长时间神经外科手术。

六、食管-气管联合导管（ETC）

（一）ETC 的构造

ETC 的构造由维也纳 Frass 设计，1987 年首次报道，是一种双腔双气囊导管。近端气囊蓝色或黄色，为大气囊，充气后压迫舌根和软腭，从下咽部封闭口、鼻呼吸道并有助于固定导管。远端气囊白色，为小气囊封闭食管或气管。导管的一个腔远端开放为"气管腔"；另一个腔远端闭合圆钝为"食管腔"，而其两气

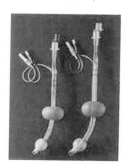 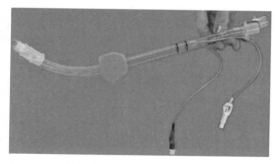

图 5-24　食管气管联合导管

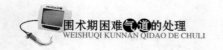

囊间节段上有多个（一般 8 个）通气孔。导管近端套囊上方约 8cm 有一蓝色环形标记，用于指示插入深度。导管插入后气管腔进入气管内或食管内均可，而通气孔在咽喉部。导管末端两腔分开，可分别与麻醉环路相接并进行人工通气（图 5-24）。

（二）ETC 插管方法

（1）导管前端涂抹润滑剂，检查气囊是否漏气。

（2）左手提起下颌和舌，右手将联合导管前端插入口腔并沿咽喉部的自然弯曲向下推送，直至环形标记位于上下切齿之间。

（3）气囊充气，大气囊 100mL，小气囊 10~15mL。

（4）通气试验，盲探插入联合导管，进入食管和气管的概率分别是 83% 和 17%。故主张先行"食管腔"通气，如导管在食管内两肺可听到清晰的呼吸音，而上腹部无呼吸音，经气管腔放入胃管可抽吸出胃内容物。反之，说明导管位于气管内，则要将麻醉环路与"气管腔"相连接通气。

（5）除盲探插管外也可在喉镜暴露下进行明示插管。如导管插入食管内，气囊充气后直接接"食管腔"进行人工通气；如导管插入气管则接"气管腔"行人工通气。

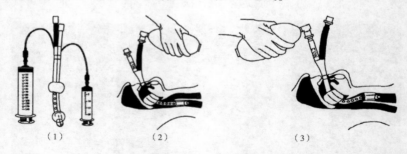

（1）　　　　　　（2）　　　　　　　（3）

图 5-25　ETC 插管

（1）气囊充气；（2）导管进入食管通气；（3）导管进入气管通气。

（三）ETC 的拔除（拔管）

1. 指　征

意识恢复，能自主维持有效通气。

2. 步　骤

准备吸引器，气囊放气，让病人呼气，垂直快速拔除，根据需要吸痰或清除呕吐物。

3. ETC 的优点

（1）可快速、有效开放呼吸道，不论导管插入气管或食管都能进行有效通气。

（2）操作简便，可不借助喉镜进行快捷盲插。

（3）在不活动头颈部的情况下也能成功置入联合导管，对于颈椎损伤的病人尤为重要。

（4）置入时不受病人体位限制。

（5）咽喉部气囊充气后可固定导管以免脱出，在病人转运途中安全、方便，同时能有效减少呕吐误吸的发生。

（6）ETC 食管段较短，对食管不会造成损伤。

（7）导管位于食管位时，气管内无异物刺激性，黏膜血运供应不受影响。

4. ETC 的缺点

（1）只能用于成人，因其只有 41F（外径 13.5mm）和 37F（外径 12mm）两种尺寸，不适用于儿童。

（2）病例选择不当，操作粗暴可能发生皮下、纵隔气肿或气腹。

（3）部分病人密封性差，多数病人拔管时出现呕吐。

（4）可能损伤食道，尤其在食道存在病变的情况下易造成损伤。

（5）只能用于无意识或咽喉部反射消失的病人。

5. ETC 的适应证

适用于需要快速建立气道，尤其是喉镜暴露不佳气管插管困

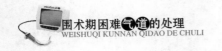
难的病人，亦可用于院前急救和心肺复苏。

6. ETC 的禁忌证

（1）有意识或咽喉部反射存在的病人。

（2）呼吸道、食道（火焰或化学）烧伤的病人。

（3）食管上段病变（如静脉曲张）、上呼吸道肿瘤、下咽部肿瘤、喉部及气管狭窄等病人。

（4）喉痉挛，喉部或气管内异物，通气效果将大打折扣。

（5）16 岁以下，身高<1.5m 或>2.0m。

7. 可能的并发症

食管破裂或撕裂伤、出血、颈动脉破裂、咽喉部损伤、皮下纵隔气肿及气腹等。

七、光棒（Light wand）导引气管插管（图 5-26）

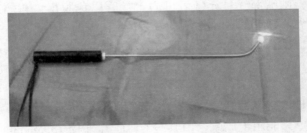

图 5-26　光棒引导管

光棒的结构是一根可弯曲的导管，前端装有灯泡，后端连接配有电池和开关的把柄。将气管导管套在光棒上，灯光刚突出远端，并将其前端折弯成大约 90°，折弯处与光棒头端的距离相当于下颌骨颏部至舌骨的距离。光棒头端弯曲的角度取决于插管中患者头部的位置。插管中病人平卧，将患者的舌从口腔拉出，光棒经口向下朝着喉头进入，连续观察环甲膜，当清楚看见光棒前端的亮点时，光棒的前端正位于环甲膜后，此时向前推进气管导管，并保持光棒于原位即可将气管导管送入气管内。确认导管进入声门后退出光棒。置入光棒一定深度后，如环甲膜处无透光，光棒可能在食管内，需变换其位置重新进行寻找。

八、逆行（经喉引导）气管插管

非急症气道困难插管病人的可供选择方法之一。因其步骤多，耗时长，故应在清醒和保留自主呼吸的情况下进行。一般经口插管，也可经鼻插管。

（1）适应证：颌面创伤、牙关紧闭、下颌关节或颈椎僵硬的病人。

（2）插管方法（图5-27）

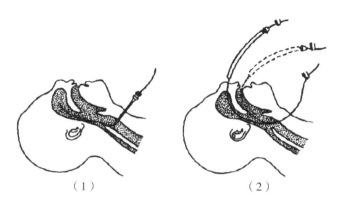

（1）　　　　　　　　　　（2）

图5-27　逆行气管插管

①清醒插管者给予镇静药和舌、咽喉及气管内局部麻醉，全麻或诱导插管失败者继续面罩通气；

②外穿刺针或大口径静脉套管针，经环甲膜或环气管膜刺入气管，斜面向上，抽得空气。

③经穿刺针向气道送入导丝（可以是带芯硬膜外导管或中心静脉导丝，至少长70cm），直至导丝从口腔咳出或从一侧鼻腔

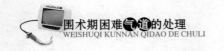

穿出，可能的话也可将导丝从口咽部钳夹出来。

④钳子固定导丝远端，将面部导丝端穿入拟用气管导管内，在导丝引导下把气管导管向咽喉部送入，直至气管内并达到适当深度；也可先经导丝套上一中空塑料探条，再以探条引导插入气管导管。

⑤人工通气，确定导管位置固定。必要时插管后不拔出导丝，而是保留至术后以便紧急再插管时使用。

注：由于逆行插管属有创操作，有可能造成上呼吸道和颈部组织损伤，从而限制了其在临床的使用。

九、纤维支气管镜引导插管

纤维支气管镜是处理已知气道困难的较好方法，损伤轻、费时少，可经口或经鼻插入，对病人的刺激较直接喉镜为小，尤其适用于咽喉部相对干燥无血，非紧急状态的病人。但是，气道有明显出血和分泌物存在时，将影响纤维支气管镜气管插管的成功率。

1. **适应证**

（1）适用于普通喉镜无法完成的气管插管，满足某些解剖异常（如颞颌关节融合）或特殊病理改变的病人（如咽部新生物、颈椎骨折、颈部烧伤疤痕、颈椎类风湿性关节炎等）的插管要求。

①气道受压的病人。

②颈部活动受限，如颈部后仰不理想，颈椎不稳定，椎动脉供血不足者。

③牙齿损伤高度危险，如牙齿松动或脆裂及牙齿广泛整复后。

④张口受限者。

（2）适合已知或疑有困难气道的病人在自主呼吸状态和局麻下行清醒气管插管。

（3）用于检查术中通气障碍的原因和气管导管的位置，以帮助气管内导管的置换。

（4）辅助双腔支气管导管和喉罩的置入和定位。

2. 禁忌证

（1）气道有活动性出血或不透明分泌物及呕吐物，会影响光纤镜的使用。

（2）清醒插管不合作者。

（3）喉或气管内外占位性病变已致气道严重狭窄的病人，置入支纤镜后可能造成气道完全梗阻。

（4）急症气道病人。

3. 插管前准备

（1）仪器的准备：①接通电源；②调试光纤镜焦距；③支气管纤维镜表面涂抹润滑剂；④在纤维镜的吸引孔接上氧气管，以提高操作中吸入气的氧浓度，使分泌物吹离镜头端，防止镜头起雾影响视野。

（2）体位：仰卧位，头后仰，操作者于病人的头端或侧方，必要时由助手托起下颌或将舌体拉出，以保持呼吸道通畅。

4. 插管方法

（1）经口插管操作

①将拟用气管导管套于支气管纤维镜镜子外面，并尽可能推至光导纤维镜的后部，也可将合适的导管插入病人口腔至一定深度再插入纤维支气管镜。

②经口置入插管专用的通气道或牙垫（又简称"咬口"），为保证插管中氧气的供给，亦可同时应用内窥镜插管专用面罩。

③医生站于病人头侧，左手持镜体部，右手持光导纤维镜远端将其经咬口送入口腔，贴着舌面不断向前推送，与此同时左手通过镜头调向装置根据需要不断调整镜头前进方向，操作者通过目镜或视频系统直、间接观察寻找会厌和声门。

④找到声门后，通过声门将光导纤维镜插入气管内（可见气管环），达一定深度后（可见气管隆突），左手扶好镜体，右

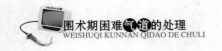

手在光导纤维镜的引导下把气管导管向下推送插入气管。达合适深度后缓慢退出光导纤维镜，调节气管导管深度，妥善固定。

注：操作过程中由助手托起下颌能使会厌离开咽后壁，保持一定的咽腔容积，便于寻找会厌和声门。

（2）经鼻插管方法

清醒病人多数可采用经鼻途径，初学者成功率也较高，但是导管的粗细会受到一定的限制。具体方法如下：①对所选择鼻孔、鼻腔进行表面麻醉和应用缩血管药；②喉、气管局麻；③选择合适的气管导管，先将选好的气管导管经鼻孔轻轻送入咽后部或后鼻孔（深度约15cm）；④吸引分泌物；⑤插入镜子，寻找声门完成插管。

也可经鼻腔先放置套有气管导管的纤维支气管镜，使之通过声门进入气管，再引导放入气管导管。（图5-28）

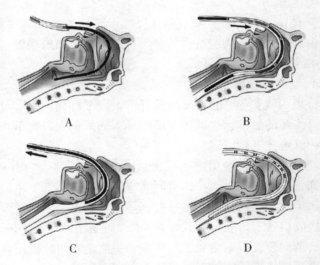

图5-28　纤支镜引导下经鼻气管插管

A：将套有气管导管支气管镜通过鼻腔进入到气管内；B：沿支气管镜将气管导管送入气管内；C：确认气管导管位置合适后退出支气管镜；D：固定气管导管。

5. 纤维支气管镜插管失败的原因和处理

（1）纤维支气管镜插管失败的原因

①操作者未经培训和缺乏经验。

②气道内分泌物过多和出血。

③物镜聚焦困难和镜头起雾。

④局部麻醉不完善。

⑤会厌尖端碰到咽后壁，如会厌偏大、会厌上囊肿、口咽肿瘤炎症和颈椎严重弯曲畸形等；气道解剖变异，如肿瘤、感染或外伤。

⑥导管推入气管困难，常见局部麻醉效果不佳、镜干与导管内径的差距过大、气管移位或异常。

⑦镜子退出困难常见于镜干误入导管的侧孔、导管偏细与镜干紧贴，润滑不足等。最主要的失败原因是经验不足。

（2）处理措施

①初学者应先在插管模型、正常人进行一定的技术培训和经验积累。

②经口插管时，因纤维支气管镜的镜干较软常常偏离中线，镜干的中线不易掌握，需应用插管专用通气道或由助手用直接喉镜推开舌根，将镜干放于正中线。

③需要满意的表面麻醉，以抑制咽喉反射，防止镜干进入声门发生困难。

④如镜干已进入气管内，而导管推送发生困难，多数可能是导管头端顶住右侧杓状软骨或声带（3点钟位置）所致，此时将气管导管逆钟向旋转 90°，使其前端对着 12 点钟，再轻轻推送导管即可。

⑤插管前先将气管导管套在镜干上，可避免镜干误入气管导管侧孔，发生推送导管困难。

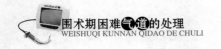
十、紧急通气技术

（1）气管喷射通气（TTJV）在既无法插管又不能通气的极端危急时刻，通过环甲膜穿刺行 TTJV 是一种简单、迅速、有效、安全的急救方法，从而为进一步抢救提供宝贵时间。

方法：大口径穿刺针（如 G14 号），针体与皮肤成30°，针尖指向足部环甲膜穿刺，抽得空气拔出针芯，连接高频喷射呼吸机行高频通气，听诊双肺闻及清晰呼吸音，胸廓随呼吸起伏并有呼出气从声门逸出，说明通气效果确切。

无高频喷射呼吸机，可利用麻醉机上的共同开口管道，经 3mm 直径接头与套管针连接，间断按压快速充氧开关进行喷射通气。

（2）环甲膜穿刺或切开　比气管切开简便迅速，并发症少。12 岁以下小孩由于术后声门狭窄发生率高，故为禁忌（图 5-29）。

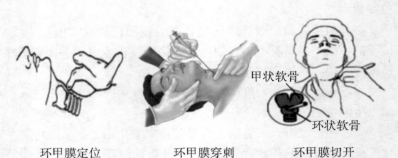

环甲膜定位　　　　环甲膜穿刺　　　　环甲膜切开

图 5-29　环甲膜穿刺切开

已有多种经皮穿刺环甲膜切开扩张置管成套器械可供环甲膜穿刺选用（图 5-30）。

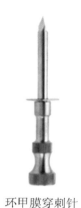 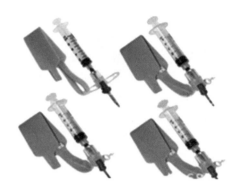

环甲膜穿刺针　　　　　　　　环甲膜穿刺套件

图 5-30　环甲膜穿刺针和穿刺套件

（3）紧急气管切开　困难气道病人，如各种方法均告失败，则需做紧急气管切开以挽救病人生命。

十一、其他方法

（1）气管切开术：若上述方法均失败，插管又属必需时，可作气管切开（图 5-31）。

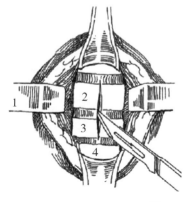 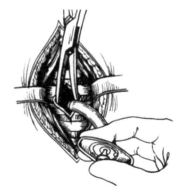

图 5-31　气管切开

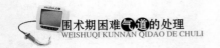

（2）硬质支气管镜：适用于上呼吸道畸形，气管受压的病人检查气管后，可先置入合适的引导管并超过受压段，退出支气管镜，然后经导引管置入气管导管。

（3）手术干预：如烧伤瘢痕挛缩导致张口度过小和/或头颈部活动受限，可预先在局麻下行口周和/或颈部瘢痕松解，以扩大口裂（张口度）和头颈部活动度，再行常规气管插管。

第五节　困难插管病人的呼吸管理

对于困难插管病人，插管前让其意识消失，不免有呼吸道梗阻和面罩给氧困难的忧虑，麻醉医生必须掌握一系列有效措施，以保证病人氧供和满意的气体交换。

一、面罩通气法

面罩通气是医师在进行气道管理时必须掌握的基本技能之一。必须意识到：不能通气比不能插管带来的危害更大。

（一）操作方法

1. 单人面罩通气

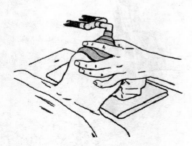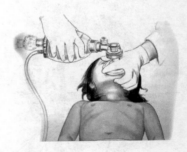

图 5-32　单人面罩通气

一般左手持面罩，右手加压呼吸囊。为了保证面罩与面部密闭，左手的拇指与食指从面罩的上面向病人面部压紧，中指、无名指及小指分别放在下颌骨及下颌角后以托起下颌保持呼吸道通畅，注意不要压迫颈部软组织（图5-32）。

2. **双人面罩通气**

主要用于面罩通气或气管插管困难的病人，面罩通气给氧常常需要两位有经验的临床医师配合，才能进行有效通气，尤其是长时间反复试探插管病人。操作者需两手同时把持面罩，双手拇指放置在面罩的颈圈部，将面罩紧扣于面部，其余四指用于托起下颌，助手负责挤压呼吸囊进行人工呼吸（图5-33）。

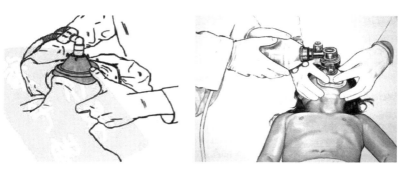

图5-33　双人面罩通气

（二）面罩通气不足的体征

（1）视：看不到胸廓起伏或胸廓起伏较小、胃胀气或者胃扩张、口唇发绀。

（2）听：双肺听不到呼吸音或听到异常的呼吸音，或是有严重呼吸道梗阻的体征。

（3）监护：SpO_2降低；没有出现或出现异常的$ETCO_2$波形；麻醉机潮气量、血流动力学改变（缺氧和高碳酸血症的相关表现）。

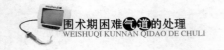

（三）改善面罩通气给氧的辅助措施

（1）双人进行面罩操作　当面罩通气有一定困难时，两位医师配合操作既可满意托起下颌，密闭扣紧面罩，又能较单人操作更有效地进行通气。

（2）托起下颌，全口整体假牙者（特别是老年病人），可以置入其假牙以恢复良好的口面部外形，更易于通气。

（3）适当调整病人体位和头颈部位置。

（4）单人进行面罩通气，暂时无他人（助手）帮助时，可提前将呼吸机或麻醉机开机调试好，设置合适的参数，然后用双手扣紧面罩，打开机器，借呼吸机或麻醉机的机械动力进行面罩通气。

（5）采取以上措施通气仍得不到改善者，可放置合适的口或鼻咽通气道。

如果经上述处理仍不能达到满意的肺通气，且气管插管困难者，应立即按面罩不能通气且气管插管困难病人的处理方案进行处理。

二、口咽或鼻咽通气道法

麻醉诱导后插管前，也可采用放置口咽或鼻咽通气道的方法，协助维持呼吸道通畅进行面罩给氧。

（一）口咽通气道

1. 口咽通气道的结构

口咽通气道的结构主要包括以下几个基本部分：翼缘、牙垫部分和咽弯曲部分。

2. 口咽通气道的适应证和禁忌证

（1）适应证

①各种原因引起的完全或部分性上呼吸道梗阻和/或需要牙垫的意识不清的病人；②可用于病人口咽部分泌物的吸引。

（2）禁忌证

清醒或浅麻醉病人，以及有四颗门牙折断或脱落危险的病人。

（二）鼻咽通气道

鼻咽通气道的材质比较软，对咽喉部的刺激较口咽通气道小，因而对于清醒、半清醒和浅麻醉的病人更易耐受。牙齿状况差、开口受限或口咽部创伤病人，鼻咽通气道更为合适。

1. **鼻咽通气道的结构**

鼻咽通气道由塑料或软橡胶制成，其型号和长度各异。尾端有一翼缘或可移去的圆盘，以防止其进入鼻腔。鼻咽通气道的弧度与硬腭和鼻咽部后壁相适宜。其斜面位于左侧，以利于进入气道和减少对黏膜的损伤。虽然选用细的鼻咽通气道能减轻鼻部创伤，但会因其太短不能到达舌后部，从而不能有效解决通气问题。

2. **适应证和禁忌证**

（1）适应证：①清醒、半清醒或浅麻醉病人发生呼吸道梗阻者；②不适宜应用口咽通气道的病人；③有牙齿松动、牙齿易折断或口咽部肿瘤的病人；④需要协助进行口腔和咽喉部吸引的病人。

（2）禁忌证：①鼻气道阻塞狭窄；②鼻骨骨折；③明显的鼻中隔偏移；④凝血机制异常；⑤拟经蝶鞍施行垂体肿瘤切除术、脑脊液鼻漏和腺样体肥大（常见于小儿）的病人。

三、面罩不能通气且气管插管困难病人的处理

在普通患者中，面罩不能通气且气管插管困难（CVCI）的发生率极低，约为 0.0001%～0.02%。此类情况危急，死亡率极高，必须立即处理。可选用下列三种快速方法之一，均不需要寻找声门。

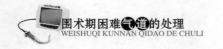
1. 食道气管联合导管

食道气管联合导管是一新型的紧急气道，它具有食管封闭式导气管（EOA）和常规气管内插管的联合功能。在 CVCI 处理中的主要优点：①插管时不需要喉镜和其他器械，在环境因素（病人条件）不利或缺乏熟练操作人员的情况下，也能快速有效地建立人工气道。②因其使用无需显露声门，所以对声门暴露困难者的气管插管不再形成障碍。③如果导管进入食管，则胃液可经气管腔抽吸，口咽部气囊能有效地防止口内容物的误吸。

2. 喉罩气道

喉罩气道是比面罩通气功能确切，并有气管内导管作用的新型通气道。对于困难气管插管病人，不仅可协助完成气管内插管操作，而且可作为 CVCI 病人的应急气道。

3. 经气管喷射通气（TTJV）

经气管喷射通气不仅是一种间接气管插管技术，而且在危急情况和插管困难时如能成功运用，不仅可快速为病人供氧，而且还能为医生选择其他可行方法提供宝贵的时间（参见呼吸机的使用相关章节）。

第六节　困难气道处理中的注意事项

一、气管导管插入气管的确认

在困难插管病人，气管导管误入食道常有发生，需要及时识别和纠正（具体方法参见经口明视气管插管章节）。

二、困难插管的并发症及其防治

在处理困难插管的过程中，可发生许多并发症。主要分为气道的直接损伤、低氧血症及高酸血症。其中，以牙齿断裂或脱落最为常见。直接的损伤可累及面部、牙、上呼吸道，导致局部出血、溃破、气肿、感染，严重者可发生颈椎骨折或脱位、眼损伤等。气道困难所致的气体交换中断还可引起脑损害、心血管系统的兴奋或抑制等并发症。气管插管越困难，机械用力越大，操作次数越多，病人愈不合作，并发症发生率也相应越高。如果所有插管方法都失败，则并发症更多或更严重，包括脑损害或死亡。

（1）鼻腔插管常造成鼻黏膜创伤，提前使用血管收缩药和润滑剂、插管动作轻柔可减少鼻黏膜表面出血的发生率。

（2）插管时偶尔可撕脱鼻甲、腺样体或鼻息肉，虽罕见但却很危险。如果怀疑这些组织损伤应及时检查导管以防止这些组织进入气道。

（3）气管内插管有时可进入咽后壁，如果再用力就会增加出血的危险性，也可刺破咽后部，甚至形成假通道。当气管导管硬度过大时（特别是冬季），可用温盐水加热气管导管使其变软，并将其做成所需弯度再行气管内插管，插管时动作要轻柔，遇到阻力时不使用暴力，可防止其发生。

（4）如果插管时间过长，应注意防止由于干燥、衣袖或消毒液等导致的角膜损伤。

（5）牙齿损伤是使用喉镜常见的并发症，操作不当是最常见原因，占30%～40%。牙齿损伤发生率约占正常插管病人的0.2%～0.67%，但在困难插管病人可高达5%～10%。一颗牙齿完整脱落，应放置到生理盐水中保护，以便术后植入。

（6）咽黏膜撕裂往往由于反复插管所致。咽部黏膜撕裂后，面罩通气时气体可进入组织，从而造成皮下气肿，使气管插管和气管造口的解剖标志不清，处理更加困难。所以一旦发现皮下气肿应停止气管插管，让病人恢复自主呼吸和意识。否则，最好行气管造口或紧急环甲膜切开。

（7）急性喉损伤的发生率约为6%，其中3/4为声带损伤，并以左侧居多。这主要是由于右手拿导管转向左侧插入声门后所

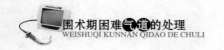

致；其余为声带撕裂或麻痹，杓状软骨半脱位和声门其他结构血肿或撕裂。操作轻柔、插管条件良好和使用大小适当的气管导管，可使喉损伤减少到最低限度。应用较小号的导管，喉炎和声音嘶哑的发生率可降低。

（8）小儿环状软骨狭窄，可用无套囊的气管导管插管。但导管大小应能封闭气道达到可行正压通气为宜。

（9）插管中用导管芯可增加导管的硬度，使气管创伤的危险性增高。一旦气管导管顶端通过声门就应将导管芯拔出，可避免或减少气管损伤。

（10）润滑气管导管可增加插管并发症的发生率，因润滑剂可以刺激黏膜。也有润滑剂干燥后阻塞气管导管的报道。口腔插管，尤其用小号气管导管时应尽可能不用润滑剂。必须使用润滑剂（特别是膏状润滑剂），要注意涂抹均匀，避免局部堆积堵塞导管。

三、困难气管插管病人的拔管

1. 困难插管的原因已得矫治

如果困难插管的原因经手术矫治已消除（如颈部疤痕已切除），预计拔管后气道处理不再困难，可按常规拔管处理。最简单的方法是在拔管前，用直接喉镜检查口咽结构，如果可清楚明视气管导管进入声门的位置，则提示再插管无困难，可在达到下列拔管指征的情况下正常拔管。

①病人意识恢复，呼之能应或能做出指令性反应；②咽喉、吞咽及咳嗽反射恢复；③潮气量和分钟通气量接近或达到正常水平；④脱氧>5min，SpO_2>90%~92%或达到术前病人基础SpO_2水平；⑤清理干净呼吸道内分泌物，估计拔管后不会出现气道梗阻。

2. 困难插管的原因依然存在

如果手术结束后引起气管插管困难的原因仍然存在，拔管后病人有再度发生呼吸窘迫的危险，那么再次插管和通气将会更加困难，甚至无法完成。此种情况下，理想的拔管方法应当是逐步、渐进和可控的。可采用以下方法：

（1）如果呼吸恢复良好，吸除口、咽、鼻、导管内分泌物和胃管内容物后，待病人完全清醒再拔管。尤其适用于饱胃、口腔术后伤口存在渗血可能或进行了上下颌骨固定的病人。此法安全性高，但较为费时，病人的痛苦较大，高血压、心脏病、颅内压增高和呼吸道敏感的病人不适用。

（2）气管内留置引导管芯或插管探条后拔管：拔管前先经气管导管在气管内放置一引导管再行拔管，而将引导管保留在气管内，随后根据病人情况再行决定是否拔除引导管。一旦病人出现紧急情况，可在引导管的引导下再次插入气管导管。

（3）置入喷射通气导管芯后拔管：这是一种更为理想的方法。即拔管前，经气管导管内置入喷射导管芯（可用中空的细管代替），深吸气后气管导管气囊放气，并同时拔出气管导管，而将喷射导管芯留置于气管内。如果病人有自主呼吸，可经喷射导管芯给予吸氧；一旦病人出现呼吸困难立即经喷射导管芯进行TTJV或迅速重新引导插管。

（4）植入纤维支气管镜（FOB）后拔管：FOB也可用做"喷射导芯"于拔管前预先置入气管内，将气管导管退至镜干后端，而FOB仍留在气管内。这样经FOB吸引孔不仅可进行吸引、吸氧或喷射通气；也可观察整个气道的情况，必要时可在其引导下重新置入气管导管。

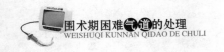

第六章 呼吸机的临床应用

第一节 概 述

一、呼吸机的概念

呼吸机是一种可有效代替、控制或改变人的正常生理呼吸，增加肺通气量，改善呼吸功能，减轻呼吸功消耗，节约心脏储备能力的装置。

二、呼吸机的组成及功能

（一）呼吸机的组成

（1）主机（气路单元+电路单元）。

（2）湿化器（温控+湿化罐）。

（3）空、氧气源提供装置。

（4）床边压缩机+O_2气源。

（5）中心气源（Air、O_2）压力（$2.5 \sim 5.5 kg/cm^2$）进主机高压，出主机低压，气源要洁净、干燥。

（二）各部分功能

（1）主机：气源处理、呼吸控制、监测报警。

（2）混合器：机械或电子式空、氧配比混合。

（3）湿化器：病人吸入气体的加温、加湿。

（4）病人管路：5~6根螺纹管（可接雾化吸入器）完成病

128

人吸入和呼出气体的传输。

（5）气源：以适当方式提供压缩空气和氧气。

（6）其他：主机和病人管路的固定或移动装置。

（三）呼吸机的分类

1. 按照与病人连接的方式分类

（1）无创呼吸机　呼吸机通过面罩与病人连接。

（2）有创呼吸机　呼吸机通过气管插管（无创插管或气管切开插管）与病人连接。

2. 按用途分类

（1）急救呼吸机　专用于现场急救。

（2）呼吸治疗通气机　用于呼吸功能不全病人进行长时间通气支持和呼吸治疗。

（3）麻醉呼吸机　专用于麻醉过程中的呼吸管理。

（4）小儿呼吸机　专用于小儿和新生儿通气支持和呼吸治疗。

（5）高频呼吸机　具备通气频率>60 次/min 的功能。

（6）无创呼吸机　经面罩或鼻罩完成通气支持。

3. 按驱动方式分类

（1）气动气控呼吸机　通气气源和控制系统均只以氧气为动力来源。多为便携式急救呼吸机。

（2）电动电控呼吸机　通气气源和控制系统均以电源为动力，内部有气缸、活塞泵等，功能较简单的呼吸机。

（3）气动电控呼吸机　通气气源以氧气为动力，控制系统以电源为动力。多功能呼吸机的主流设计。

4. 按吸、呼气相的切换方式分类

（1）定时通气呼吸机（时间切换）　按预设时间完成呼气与吸气转换。

（2）定容通气呼吸机（容量切换）　预设一个输出气量（潮气量），通过正压将预计的输出气量送入肺内后停止供气，

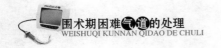

完成呼气与吸气转换。

（3）定压通气呼吸机（压力切换）　预设一个气道压力值，呼吸道内压力达到预设值后，呼吸机打开呼气阀，胸廓和肺被动性萎陷或由负压产生呼气，完成呼气与吸气转换。

（4）定流通气呼吸机（流速切换）　按预设气体流速值完成呼气与吸气转换。

（5）混合型（多功能型）。

5. 按压力和流量发生器分类

（1）Mapleson（1959）恒压发生器　通气源驱动压低，吸气期恒压，吸气流随肺内压而变化。

（2）非恒压发生器　通气源驱动压低，在吸气期发生规律变化，吸气流受驱动压和肺内压双重影响。

（3）恒流发生器　通气源驱动压高，气流在吸气期不变。

（4）非恒流发生器　通气源驱动压高，气流在吸气期发生规律性变化。

注：压力发生器适用于肺功能正常病人，流量发生器适用于肺顺应性较差的病人。

6. 按呼吸频率分类

（1）常频通气呼吸机　成人可设置通气频率范围在 10~60 次/min（频率≤60 次/min）的呼吸机。

（2）高频通气呼吸机　成人可设置通气频率>60 次/min。高频通气具有低气道压，低胸内压，对循环干扰小，无需密闭气道就可进行通气的优点。缺点是不利于 CO_2 排除，气道湿化不足，长期使用可引起肺充气过度、肺泡萎陷、肺顺应性改变等。其又分为：高频正压通气、高频喷射通气和高频振荡通气三类。

①高频正压通气（HFPPV）：多采用气阀法，即以高频气动阀控制气流，定时将气体送入吸气管内。常用频率 60~120 次/min（1~2Hz），潮气量 3~5mL/kg，吸呼比<0.3。

②高频喷射通气（HFJV）：采用高压气源，以喷射方式将气

体从一细孔导管送入气道。常用气源压力 103.4~344.7kPa，通气频率 120~300 次/min（2~5Hz），潮气量 2~5mL/kg。

③高频振荡通气（HFO）：通过活塞泵的往返运动或扬声器的震动波促进气体进出气道。震动频率高达 300~3600 次/min（5~60Hz），潮气量 1~3mL/kg。

注：高频通气的潮气量虽低，但其通气频率较高，可获得较高的每分钟通气量从而达到治疗目的。

7. 按机械通气的使用途径分类

（1）胸内或气道加压型。

（2）胸外型。

8. 按有无同步装置或性能分类

（1）同步型呼吸机 在自主呼吸存在的情况下，通过病人的吸气动作产生的负压触发呼吸机，使其向呼吸道内供气，并产生吸气动作。

（2）非同步型呼吸机 病人的呼吸或吸气负压不能触发呼吸机供气，一般只用于控制性机械通气的病人。

9. 按适用对象分类

（1）婴儿呼吸机。

（2）幼儿呼吸机。

（3）成人呼吸机。

10. 按工作原理分类

（1）简易呼吸机。

（2）膜肺。

第二节 呼吸机的主要通气模式及临床应用

通气模式主要取决于 3 个因素：通气输送方式（控制、辅助、自主）、目标控制参数（容量、压力）和通气输送时间。机

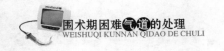

械通气的输送方式常分为控制通气、辅助通气和自主通气三大类，所有的呼吸方式都是以这三大类为基础引申而来。

一、控制通气（CMV）

控制通气又称控制性机械通气（CMV）或间歇性正压通气（IPPV）。

1. 定　义

呼吸机完全替代病人的自主呼吸，按照预设参数提供全部呼吸功。

2. 工作原理

呼吸机在吸气相产生正压，将气体压入肺内，压力上升到一定水平或吸入的容量达到一定的水平后，呼吸机停止供气，呼气阀打开，病人的胸廓和肺被动性萎陷，产生呼气。

3. 适　用

呼吸严重抑制（呼吸衰竭）、自主呼吸减弱消失，呼吸不规则或频率过快，人机无法协调的病人。

4. 优　点

病人的呼吸一切尽在掌握中，还可进行呼吸力学监测。

5. 缺　点

参数设置不当可造成通气不足或通气过度。因此需要根据血气调整；长时间应用可导致呼吸肌萎缩从而产生呼吸机依赖，因此，患者条件允许应尽早采用辅助通气。

6. 常用模式

（1）容量控制通气（VCV），即呼吸机以预设容量进行通气，潮气量恒定，从而保证分钟通气量，成人常用（图6-1）。

（2）压力控制通气（PCV），即呼吸机以预设气道压力进行通气，压力恒定，不易发生肺气压伤，小儿及伴肺大泡、气胸的成人常用（图6-2）。

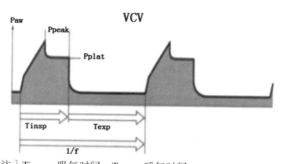

［注］Tinsp：吸气时间　Texp：呼气时间
trigger-window：触发窗　Ppeak：气道峰压　Pplat：气道平台压

图6-1　容量控制通气

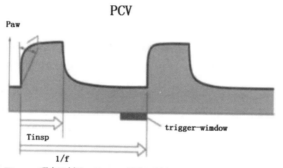

［注］Tinsp：吸气时间　Texp：呼气时间　trigger-window：触发窗

图6-2　压力控制通气

（3）间歇性正、负压通气（IPNPV）　吸气相为正压，呼气相为负压。

工作原理：呼吸机在吸气相和呼气相均可以起作用。

临床应用：呼气相负压可以造成肺泡萎陷，造成医源性肺不张。

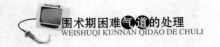
二、辅助通气

1. 定　义

病人（自主呼吸）触发吸气启动+呼吸机预设通气输送。

2. 适　用

呼吸中枢功能逐渐恢复的病人，撤机过渡措施。

3. 优　点

保证通气量，利于锻炼呼吸肌，改善减少机械通气对血流动力学的影响。

4. 缺　点

病人呼吸很慢时，呼吸机送气频率也很小，引起通气不足；而当病人呼吸很快时，呼吸机辅助呼吸频率也会变得很大，造成通气过度。

5. 常用模式

（1）辅助性机械通气（AMV）在病人自主呼吸存的情况下，机械通气由病人的吸气负压或流量触发，触发后呼吸机按预设参数（潮气量、频率、吸呼比等）做呼吸，以辅助或增强病人的自主呼吸。应用于自主呼吸存在且较规则，但呼吸减弱通气不足的病人。应用的关键是预设触发灵敏度和潮气量要恰当（图6-3）。

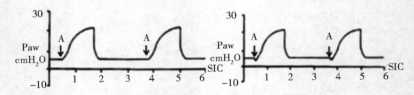

图6-3　控制通气与辅助通气的呼吸波形图对比

注：左图为CMV模式呼吸波，其压力基线上无向下折返的小波（A），病人呼吸完全由呼吸机控制；右侧为AMV模式呼吸

波，每次吸气开始时均有一个向下折返的压力小波（A），其是由病人自主呼吸触发呼吸机且达到触发阈而形成的负压波，呼吸机的每一次辅助通气均由病人的自主呼吸触发。

（2）间歇性指令通气（IMV）和同步间歇性指令通气（IMV/SIMV）

①IMV：没有同步装置，呼吸机以预定的频率输送固定的气量（或压力），两次指令通气间歇期允许病人自主呼吸。其通气切换方式又分为：容量切换和压力切换两种。

容量切换方式的 IMV 需设置以下参数指标：潮气量（VT）、流速和（或）吸气时间（Ti）、指令通气频率和触发灵敏度。

压力切换方式的 IMV 需设置以下参数指标：压力水平、吸气时间（Ti）、指令通气频率和触发灵敏度。

此种模式下，指令通气之外的自主呼吸也通过呼吸机进行，并没有得到机械辅助，病人需要克服按需阀开放和呼吸机回路阻力做功。如果通过功能不佳的按需阀持久应用，有可能加重呼吸肌疲劳，增加氧耗，甚至使循环功能恶化。

②SIMV：有同步装置，是自主呼吸与控制呼吸相结合的呼吸模式，在触发窗内病人可触发和自主呼吸同步的指令正压通气，在两次指令通气之间触发窗外允许病人自主呼吸，指令呼吸是以预设容量（容量控制 SIMV）或预设压力（压力控制 SIMV）的形式送气。当病人无自主呼吸时，呼吸机又可在每分钟内按照事先设定的呼吸参数给病人指令性呼吸。其又分为：压力控制型同步间歇指令通气（PC-SIMV）和容量控制型同步间歇指令通气（VC-SIMV）（图6-4）。

优点：病人可以有自主呼吸，不受呼吸机的影响。既可保证通气量，又有利于锻炼呼吸肌，比较常用，常作为撤机前的过渡措施。在脱机中发挥自身调节呼吸能力；较 IPPV 对循环和肺的影响小；在一定程度上减少了镇静药的使用。

应用：一般脱机时才考虑应用，当 RR<5 次/min 时，仍旧

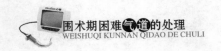

保持较好的氧合状态，可以考虑脱机，一般加用PSV，避免呼吸
肌疲劳。

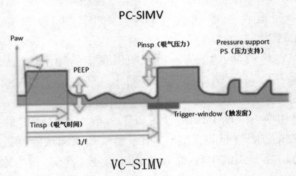

图 6-4 PC-SIMV 和 VC-SIMV 的呼吸波形图

三、自主通气

1. 定 义
患者触发吸气启动+呼吸机支持通气+患者决定吸呼切换。

2. 适 用
自主呼吸恢复的患者，准备撤机措施。

3. 优 点
保留自主呼吸、减轻呼吸肌萎缩、利于撤机观察。

4. 缺　点

患者自己呼吸频率过慢造成通气不足，呼吸频率过快，加重呼吸做功。

5. **常用模式**

（1）spont 模式　呼吸机的工作完全由病人的自主呼吸进行控制（图 6-5）。

优点：人机协调性好，可避免用镇静和肌松药。潮气量稳定，可保证呼吸驱动力不稳定病人的通气安全，避免 PCV 时频繁调整吸气压力来获得理想的潮气量。降低 PIP，减小肺气压伤可能。

适用于有自主呼吸、张力性气胸或肺大泡的病人。

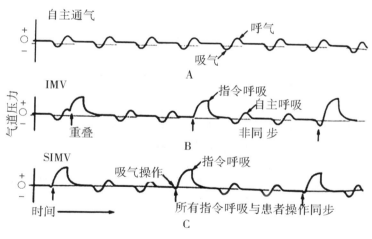

图 6-5　IMV、SIMV、自主通气的主要区别

（2）压力支持通气（PSV）

①定义：是一种辅助通气方式，即在有自主呼吸的前提下，每次吸气都接受一定水平的压力支持，以辅助和增强病人的吸气深度和吸入气量。呼吸机提供的气流方式可与病人的吸气流速需

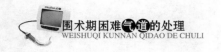

要相协调，并根据病人的病理生理及自主呼吸能力改变调整支持压力水平，以提供恰当的呼吸辅助功，达到提高通气量的目的（图6-6）。

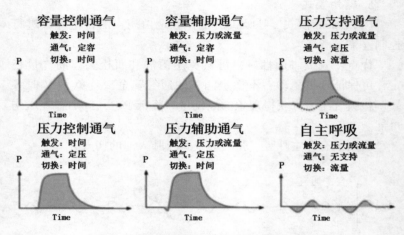

图6-6　常用呼吸模式的呼吸波形图对比

②工作原理：每次通气都由病人触发，触发后呼吸机马上输送预定的正压，通气频率由病人自己决定，潮气量取决于压力支持水平和病人吸气的用力程度。

③优点：在常用通气模式中，其同步性、人-机协调性良好，通气时气道峰压、平均气道峰压和平均气道压较低，可减少气压伤等机械通气的并发症。

吸气压随病人的吸气动作开始，随吸气流速减少到一定程度或病人有努力呼吸而结束。是呼吸机辅助的自主通气模式，同步性好，常与SIMV配合使用。与IPPV相比其支持的压力恒定，受吸气流速的反馈调节；与SIMV相比其每次吸气均可以得到压力支持，但支持水平可随需要不同而可设定。

④应用：SIMV+PSV用于脱机前的准备，可减少呼吸做功和

氧耗量。

⑤适应证：锻炼呼吸肌，脱机前准备，各种原因所致的呼吸肌无力，严重的连枷胸致反常呼吸。

⑥注意事项：一般不单独使用，会产生通气不足或过度通气。

（3）容量支持通气（VSV）　为 PRVCV（压力调节容量控制通气）和 PSV 的结合，基本通气模式是 PSV，但为了保证 PSV 时潮气量的稳定，呼吸机根据肺胸顺应性和气道阻力的变化，自动调节 PS 水平以保证潮气量。因此，既有 PSV 的特点，又能保证潮气量的恒定。如果两次呼吸间隔时间过长（成人 20s，儿童 15s，新生儿 10s），可由 PSV 自动转换为 PRVCV。如预设压力水平过低，不能达到预设潮气量。随着病人呼吸能力的增加，可自动降低 PS 水平，直至自动转换为自主呼吸。

每次呼吸均由病人自主呼吸触发，病人也可以不要任何支持进行呼吸，并能达到预计的 TV 和 MV 水平，呼吸机将会允许病人进行真正的自主呼吸，同样适用于脱机前的准备。

（4）容积保障压力支持通气（VAPSV）　为将容量辅助通气（VAV）与 PSV 结合，提供比 VAV 更好的吸气流速，同时为病人提供恒定潮气量。通气主要以 PSV 来实施，VT 不足时以定容型通气来补充和保障。为成功应用 VAPSV，选择适当的压力支持水平、定容通气的流量和预定 VT 十分重要，较常用的一种方法是设置的 PS 水平等于容量控制通气 VT 理想时的平台压，吸气流量的设置和调整应使病人的吸气时间恰当。

（5）持续正压气道通气（CPAP）　指病人在有自主呼吸的条件下，呼吸机在整个呼吸周期内（吸呼两相）均给予一定的气道内压力（正压），使肺泡张开，主要用于治疗尚能维持自主呼吸的某些弥散性肺功能失调者（肺顺应性下降及肺不张），如 ARDS，正压可从 2 ~ 5cmH$_2$O 开始，并根据需要增加到 10cmH$_2$O。也可用于阻塞性睡眠呼吸暂停综合征等的治疗（图 6

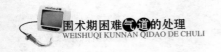

−7)。

工作原理：吸气相给予持续正压气流，呼气相也给予一定的阻力，使吸、呼气相的气道压均高于大气压。

优点：吸气时持续的正压气流大于病人吸气气流，使病人的吸气省力，增加 FRC，防止气道及肺泡萎陷。可以用于脱机前的锻炼。

缺点：对循环干扰大，使用不恰当易出现肺组织的气压伤。

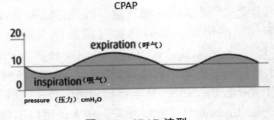

图6-7　CPAP 波型

（6）双相或双水平气道内正压通气（BiPAP）

①定义：是一种时间切换−压力控制，同时整合自主呼吸的机械通气模式。可理解为两个不同压力水平的 CPAP，按设定的吸呼时间（Ti、Te）周期交替进行（进行切换）。简而言之，这其是呼吸机在两种水平的气道正压之间循环进行的通气方式（图6-8）。

②原理：设置两个压力水平，较高水平的吸气正压气道压力吸气时帮助通气，较低水平的呼气正压气道压力（EPAP）在呼气时保持气道开放。后者即是有效的呼气末正压（PEEP）。此循环过程最初通过激发气流达到预置的压力以提高病人的自然潮气量，达到相当于他们用力时的水平；吸气末则由低吸气气流（大约是最大气流的30%）或按时间次序启动。

BiPAP 在吸呼相末各自25%的时间段内具有同步触发（trigger）功能，利于人机和谐，病人在整个 BiPAP 过程中可自由自主呼吸。

BIPAP 按病人有无自主呼吸，可表现为以下几种形式：完全无自主呼吸时表现为 Pinsp 水平的压力控制通气；仅呼气相有自主呼吸时，表现为压力控制的间隙指令通气；在吸、呼气相都有自主呼吸时，表现为双水平的 CAPAP（真正的 BiPAP）。

实际就是：压力支持通气+呼气末正压（PSV+PEEP）或吸气相气道正压+呼气相气道正压（IPAP+EPAP）。

BIPAP

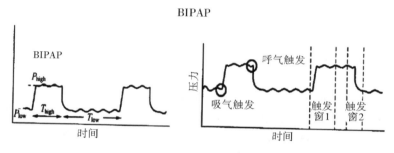

图 6-8 BIPAP 波型

注：左图示：BiPAP 无论高压、低压水平病人均可有自主呼吸，在自主呼吸基础上尚可进行压力支持。高压（PHigh）相当于 VCV 中的平台压，低压（Plow）相当于 PEEP。Thigh 相当于呼吸机的吸气时间（Ti），Tlow 相当于呼吸机的呼气时间（Te）。右图示：高、低压互相转换时与自主呼吸的同步触发（窗）。

③特点：因为它保持高的空气气流以支持压力。这些压力限制通气机在补偿面罩泄漏方面优于容量通气机。这种通气机可置于控制方式、帮助方式或间歇强制状态，并且可以经气管造口或鼻面罩两种方式使用。BIPAP 与 BiPAP（BiPAPR）的区别在于前者用于有创，后者用于无创。

④适用：慢性阻塞性肺疾患急性加重期，心源性肺水肿

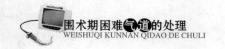

（急性左心衰），哮喘急性发作，成人急性呼吸窘迫综合征早期，重症肌无力、神经肌肉病，围手术期（低氧）。

（7）成比例辅助通气（PAV）　吸气时，呼吸机给病人提供与吸气气道压成比率的辅助压力，而不控制病人呼吸方式。该通气模式能提高呼吸效率，成比率地为病人提供通气辅助，更符合病人的呼吸生理。呼吸中枢受抑制者不能应用。

四、其　他

有许多呼吸模式是由多种模式复合形成或在以上三种基础上进一步引申出来的模式，不能简单归入以上三类中，故单独列出。

1. 自动模式通气

是将 VSV 和 PRVCV 结合成单个模式，如果病人无力触发，呼吸机提供 PRVCV。所有病人均是 PCV 通气，并通过自动增加或减少压力来维持医师设置的理想潮气量，如果病人连续 2 次触发，呼吸机即转换成 VSV。若病人呼吸暂停 12s（儿童 8s，新生儿 5s）呼吸机将自动转换成 PRVCV。

2. 辅助控制通气（ACV）

是辅助通气（AV）和控制通气（CV）两种模式的结合，通气靠病人触发，并以 CV 预设的参数作备用。即当病人自主呼吸频率低于预设频率或吸气负压不能触发呼吸机送气时，呼吸机即以预设的潮气量、通气频率等进行正压通气，即进行 CV。当病人吸气负压能触发呼吸机时，以高于预设频率进行通气，即进行 AV。其 ACV 又分为压力（切换）辅助控制通气（P-ACV）和容量（切换）辅助控制通气（V-ACV）。

3. 指令分钟通气（MMV）

当自主呼吸>预设分钟通气量时，呼吸机不指令通气，只提供一个持续正压。当自主呼吸<预设分钟通气量，呼吸机作指令通气，增加分钟通气量（仅补充不足的分钟通气量），达到预设

水平。临床应用 MMV 主要是为了保证病人在撤机时从控制通气到自主通气的平稳过渡，避免通气不足的发生。自主呼吸快的病人不宜用 MMV。

4. 压力调节的容量控制通气（PRVCV）

兼具定压型通气和定容型通气两种模式的特点。以 PCV 模式来实施，通过不断调整 PC（压力控制）水平达到预定潮气量。保证较恒定的潮气量，吸气流速波形为减速型，有利于降低气道峰值压，减少吸气阻力。预设压力切换水平不能太低，否则可因微电脑自动调整吸气压力的范围太小而达不到预设潮气量。

5. 适应性支持通气（ASV）

根据体重和临床情况，设置每分钟通气量（MV），呼吸机先提供 5 次试验通气，自动测出病人的动态顺应性（Cdyn）和呼气时间常数（Rcexp），然后根据计算"最小呼吸功"的 Otis 公式，算出理想频率（f）和理想潮气量（Vt），再用 P-SIMV（无自主呼吸时）或 PSV（自主呼吸时）来实施。ASV 也可理解为：MMV+P-SIMV+PSV 的理想组合。ASV 只需设置 3 个参数：分钟通气百分数（%MV）、气道压报警上限和体重（kg）。若%MV 设置为 100%，则呼吸机提供的每分通气量为 0.1L/kg（成人）或 0.2L/kg（儿童）。

6. 呼气末正压通气（PEEP）

吸气相正压通气，呼气相至呼气末使气道内仍维持一定的正压水平（一般为 5~10cmH$_2$O）。主要是为了维持功能残气量、防止肺泡萎陷，改善气体分布及交换，纠正肺内动-静脉分流及肺间质水肿，适用于肺内分流所致的低氧血症，如 ARDS、非心源性肺水肿和肺出血等。

注：正常人呼气末由于声门关闭也维持一定的正压，称为生理性 PEEP，压力在 1~3cmH$_2$O 间。病人实施气管插管后，此种生理保护作用丧失。因此，机械通气时可使用 1~3cmH$_2$O 的 PEEP，但不宜过高，防止造成肺大泡及气压伤。

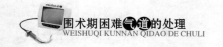
（1）PEEP 纠正 ARDS 的机制：①减少肺泡的萎陷和肺内分流，纠正肺内分流导致的低氧血症。②减少肺泡萎陷，增加 FRC，有利于肺泡-毛细血管两侧气体的充分交换。③肺泡压升高，使肺泡-动脉氧分压升高，有利于氧向毛细血管弥散，肺泡始终处于膨胀状态，能增加肺泡的弥散面积。④肺泡的充气增加，使肺的顺应性增加，减少呼吸做功。

（2）PEEP 的主要副作用：①影响血流动力学。②对肺组织造成压力伤。③压迫肺毛细血管，使肺血流量减少，增加无效通气。④减少肺泡表面活性物质。

（3）最佳 PEEP 的选择：保持 $FiO_2 < 60\%$ 的前提下，能使 $PaO_2 \geqslant 60mmHg$ 的最低 PEEP 水平。

（4）内源性 PEEP：呼气时间太短或呼吸阻力过高时，可使肺泡内气体滞留，致肺泡压在整个呼气周期均保持正压。故 PEEP 可因呼吸机应用人为造成，也可由疾病造成。

7. 吸气末屏气

又称吸气末正压呼吸（EIPB）或吸气平台　呼吸机在吸气相将气体送入肺内后，呼气阀不立即打开，而继续关闭一段时间，以使肺内压保持在一定水平，然后再开放排出气体（呼气）。如同病人自主吸气后稍稍屏气。"屏气"时间一般不超过呼吸周期的 5%，能减少 VD/VT（死腔量/潮气量）。

（1）临床应用：①延长吸气时间，有利于气体的分布和弥散。②有利于雾化吸入药物在肺内的分布和弥散。

（2）优点：利于氧气从肺泡内向血液中弥散。

（3）缺点：可加重心脏负担。

8. 呼气末屏气

延长呼气时间，用于心脏手术时，使呼吸暂停于呼气阶段，以利于手术进行。

9. 呼气延长

呼气延长又称呼气延迟（ER）或滞后呼气。在呼气管口加一阻力，使呼出气阻力加大，呼气时间延长，呼气末压力仍降为0。适用于 COPD 伴 CO_2 滞留和气道早期萎陷的病人，主要作用部位在小支气管，应用时间不宜太久。

10. **深呼吸或叹息（sign）**

呼吸机在每 50~100 次呼吸周期中提供 1~3 次相当于 2~3 倍的潮气量的通气（深吸气），使易于萎陷的肺底肺泡定时膨胀，改善这些部位的气体交换或防止长时间机械通气引起的肺不张及脱机后肺顺应性降低。

11. **反比通气（IRV）**

（1）优点：延长吸气时间，有利于气体的弥散和分布，有利于纠正缺氧。

（2）缺点：对循环干扰大，对肺组织的气压伤大。

12. **神经电活动辅助通气（NAVA）**

目前最新的一种通气模式。其是通过横膈电活动（EAdi）控制机械通气。EAdi 是呼吸中枢向横膈发出呼吸指令的反映，可通过特殊鼻胃管上的电极测得。利用测得的 EAdi 作为原动力触发和终止辅助通气。根据不同病人的具体情况，通过调节 NAVA 水平来获得所需的压力支持。但要避免支持水平过高而抑制 EAdi。由此可见，NAVA 模式通过神经-机械通气耦联，使机械通气更接近于人体的生理状态，能有效提高人机同步的协调性。但严重呼吸中枢抑制、高位截瘫、神经传导障碍、膈肌麻痹、食道梗阻、穿孔及上消化道手术是 NAVA 的禁忌证。

第三节 呼吸机的参数设置

一、呼吸频率

新生儿 40~50 次/min，婴儿 30~40 次/min，年长儿 20~30

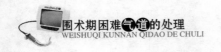

次/min，成人 16~20 次/min，撤机前为让病人逐步适应，呼吸频率可降低至 2~10 次/min。

二、潮气量

潮气输出量一定要大于人的生理潮气量，生理潮气量 6~10mL/kg，一般设定为 8~10mL/kg，对于 ARDS、肺水肿、肺不张等肺顺应性差的病人可设定在 10~12mL/kg，最大可用至 10~15mL/kg，并根据临床及血气分析结果适时调整。

三、吸/呼比

一般将吸气时间定为 1，吸/呼以 1:2~2.5 为宜，限制性疾病为 1:1~1.5，配合相对较快频率；ARDS 则以 1.5~2:1 为宜（此时为反比呼吸，以呼气时间定为 1）；阻塞性通气障碍可调至 1:3 或更长的呼气时间，配合慢频率。

四、压 力

一般指气道峰值压（PIP），当肺顺应性正常时，吸气压力峰值一般为 10~20cmH$_2$O。肺部病变轻度 20~25cmH$_2$O，中度 25~30cmH$_2$O，重度>30cmH$_2$O，ARDS、肺出血时可达 60cmH$_2$O 以上。但一般在 30cmH$_2$O 以下，新生儿较上述压力低 5cmH$_2$O。压力控制通气时，气道峰值压力水平与预设压力水平接近。但是由于压力控制为减速气流，吸气早期为达到预设压力水平，呼吸机提供的气体流率很高，气道压力可能略高于预设水平 1~3cmH$_2$O。

五、吸气流速（Flow）

成人一般 40~60L/min，小儿 4~10L/min。安静、入睡时可降低流速；发热、烦躁、抽搐等情况时要提高流速。意义：恰当的流速可以提高人机协调性。

146

注：①只有在容量控制或支持、方波下才需要设置吸气流速。压力类型模式下是自动流速，此流速由病人吸气力量、阻力、顺应性等决定。②方波是在整个吸气时间内呼吸机所输送的气体流量均按预设值恒定不变，故吸气开始即达峰流速，且恒定不变到吸气结束才降为零，波形呈方形称之。

六、吸入氧浓度（FiO_2）

给氧浓度 21%~100% 可调，一般不宜超过 60%。计算公式：21+4×氧流量。低浓度氧（24%~40%）适用于 COPD 病人；中浓度氧（40%~60%）适用于缺 O_2 伴 CO_2 潴留时；高浓度氧（>60%）适用于 CO 中毒、心源性休克及严重创伤大手术后。吸入高浓度氧不应超过 1~2 天，否则易至氧中毒（详见并发症）。

七、触发灵敏度

通常为 -0.5~-1.5cmH_2O，根据病人自主吸气力量大小调整。流量触发成人 1~3L/min，小儿 1~2L/min，新生儿 0.5~1L/min。

注：据研究与压力触发相比，流量触发能进一步降低病人的呼吸功，使病人更为舒适。但如触发灵敏度设置过于敏感时，气道内任何微小压力和流量的改变都可引起自动触发，反而令病人不适。

八、吸气暂停时间（吸气平台）

一般为 0~0.6s，不超过 1s。

九、PEEP

当 FiO_2 > 60%，PaO_2 < 60mmHg 时应加 PEEP。临床上常用 PEEP 值为 3~12cmH_2O，很少超过 15cmH_2O。

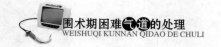

十、压力支持

在使用压力支持通气模式时设定该参数，肺内轻度病变：15~20cmH$_2$O；中度病变：20~25cmH$_2$O；重度病变：25~30cmH$_2$O。

十一、温度和湿度

呼吸机多配有加温加湿装置，输出气体温度应控制在30~35℃，湿度经湿化瓶即可。

十二、气流模式

许多呼吸机有多种气流模式可供选择，常见的有减速气流、加速气流、方波气流和正弦波气流。气流模式的选择只适用于容量控制通气模式。容量控制通气时习惯将气流模式设定为方波气流。当潮气量、吸气时间/呼气时间一致时，不同气流模式对病人通气、换气功能及呼吸功的影响类似。压力控制通气时呼吸机均提供减速气流，以使气道迅速达到设定的压力水平。

十三、根据血气结果调节呼吸参数

（1）PaO$_2$过低时：增加氧浓度、适当使用PEEP、增加每分通气量、延长吸气时间。

（2）PaO$_2$过高时：降低氧浓度、逐渐降低PEEP、减少每分通气量。

（3）PaCO$_2$过高时：增加呼吸频率、潮气量，延长呼气时间，适当下调吸呼比。

（4）PaCO$_2$过低时：降低呼吸频率、潮气量，上调吸呼比。

十四、报警参数的调节

不同的呼吸机报警参数不同，根据既要安全，又要安静的原则调节。一般各参数报警的高、低限值可设置在略高（或低）于设定参数值5%～15%的水平上。

第四节 呼吸机的使用原则及注意事项

一、机械呼吸对生理功能的影响

（一）对呼吸生理的影响

有利方面：增加潮气量、肺泡通气量、肺总量。降低无效腔/潮气量比值。提高肺泡氧分压而增加氧的弥散量。调节通气/血流比值而减少动-静脉分流。增加肺顺应性，减轻气道阻力，减少机体呼吸功而降低机体的能耗和氧耗。还可减轻肺毛细血管外渗和间质水肿有利于 ARDS 的治疗。

不利方面：肺泡压过度升高挤压肺毛细血管，减少肺内血流，使通气/血流比值进一步失调，从而加重低氧血症。

（二）对循环系统的影响

有利方面：通过改善肺泡通气、通气/血流比值而改善低氧血症，减轻或纠正由通气不足所导致的血液循环障碍。

不利方面：胸腔呈正压影响静脉回流并压迫心脏，使心搏量和心输出量减少（当吸气压力达到30cmH$_2$O，吸/呼颠倒为2：1时，心排量可减少33%），甚至血压降低。但机体也可通过血管神经反射在一定程度上将此不利影响减轻。

（三）对脑的影响

使用呼吸机后 PaCO$_2$ 迅速降低，缺氧改善使兴奋呼吸中枢的化学调节作用减弱，可抑制呼吸中枢，重者自主呼吸停止。正压呼吸使肺扩张，可刺激肺牵张感受器，通过神经传入冲动抑制呼吸神经元，对自主呼吸节律造成不利影响。人工通气过度使

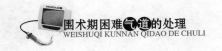

$PaCO_2$ 下降过快可收缩脑血管，使脑血流减少而降低颅内压。

（四）对其他脏器的影响

可抑制胃肠蠕动而引起腹部胀气，使膈肌抬高，压迫肺并限制肺扩张。使用呼吸机纠正缺氧后可使原来因缺氧引起的肾功能不全得到改善，尿量增加，水肿消失。同理也可改善肝及其他脏器功能。

二、适应证

使用呼吸机的目的：为机体提供并维持足够的氧合和肺泡通气。其适应证包括以下四个大的方面：

（一）低氧血症

（1）所有低氧血症病人均需进行氧气治疗，但并不一定需要呼吸机进行机械通气。

（2）肺水肿、肺不张导致的低氧型呼吸衰竭病人，可以先进行面罩无创正压通气，如症状缓解可不行气管插管，如症状加重，应立即行气管插管。

（3）经解痉、平喘及持续吸氧，氧分压仍低于 60mmHg 的病人。

（二）肺泡通气量不足

（1）由于肺泡通气量不足，导致动脉血 pH 值小于 7.20 时，即出现呼吸性酸中毒时，应立即机械通气。

（2）由于肺泡通气量不足，病人出现呼吸做功明显增加，呼吸浅快，即将出现呼吸衰竭时，应立即进行机械通气。

（3）ARDS 及严重的肺部感染。

（三）呼吸肌疲劳

各种原因导致的呼吸做功增加，应在出现氧合障碍前进行机械通气。

（四）严重的颅脑、胸部创伤，心胸、颅脑及全麻术后常须使用呼吸机辅助呼吸，直至病人清醒，自主呼吸恢复。

二、禁忌证

呼吸机的使用无绝对禁忌证，但在某些情况下需先行必要处理后才能进行机械通气。主要有以下几个方面：

（一）张力性气胸和纵隔气肿

病人一旦诊断为张力性气胸，应先行胸腔闭式引流，再行机械通气，也可同时进行，以防机械通气加重张力性气胸，进一步加重病情，导致严重缺氧心跳骤停。

（二）肺大泡、重度肺囊肿

伴有肺大泡或重度肺囊肿的病人，在使用呼吸机时，应调低气道峰压及限压水平，禁止使用 PEEP 通气模式，严密监测血氧饱和度，经常进行肺部听诊，发现气胸及时处理。

（三）大量胸腔积液

必须在胸腔引流或穿刺放液后使用，防止使用呼吸机造成肺脏局部压力过高，形成气胸。因患侧胸廓顺应性下降，肺不张，机械通气时气体易进入健侧肺，使其肺泡过度扩张，加重肺损伤。

（四）误吸导致的呼吸衰竭

由大咯血或严重误吸导致的急性呼吸衰竭及窒息，应在清除气道内异物后，再行机械通气。

（五）低血容量休克未纠正者

（六）急性心梗伴心功能不全者

注：气胸、支气管胸膜瘘、急性心梗、心功能不全者，必要时可使用高频通气。

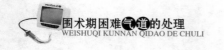

三、并发症及其处理

（一）气管插管、套管使用相关并发症

1. 气管导管阻塞

（1）原因：①分泌物、血凝块等堆积堵塞；②套管气囊滑脱；③牙垫移动、脱落，导管被咬扁或打折等。

（2）预防处理：①做好气道湿化雾化。②做好病人的护理观察，及时吸引清理气道内分泌物、血凝块等。③气囊滑脱往往突然发生，情况危急，应立即检查气管导管或气管切开用套管气囊情况，必要时进行换管。④固定气管导管及牙垫并经常检查，出现异常及时处理。

2. 气管黏膜溃疡

（1）原因：①气管导管、套管气囊充气过多、压力过大，放置时间过久，压迫气管壁形成缺血性黏膜溃疡或坏死，重者可累及环状软骨，穿透气管壁，甚至侵蚀大血管，造成致命性出血。②物理摩擦，如导管固定不牢，套囊伸缩上下移动，或使用过大型号导管或导管固定位置不正，顶住局部黏膜。③吸痰操作不当，如吸引次数过多、负压过大、抽吸不当、湿化不足等。④感染。

（2）预防处理：①导管、套管气囊充气适中，压力控制在 $25\sim30cmH_2O$，压力以气囊内压力监测仪进行监测。但由于其价格较贵，普及使用有一定困难，实际操作时也可将气囊缓慢充气至不漏气即可。②长期置管病人每 $4\sim6h$ 放气 1 次，$5\sim10min/$次。有研究认为 $25\sim30cmH_2O$ 的压力长期置管，不会造成气管壁血运障碍，而气囊反复放气却可增加肺部感染机会。因此，临床已基本弃用此做法。③导管固定稳妥，尽可能减小导管的移动度。④一次吸痰时间不宜过长、负压不宜过大，吸引拖拽吸痰管，阻力较大时不能强行拖拽。⑤吸痰过程中严格无菌操作。

（二）机械通气相关并发症

1. 呼吸系统并发症

（1）相关性肺炎　在呼吸机和各种管道、器械消毒不严格，护理措施不力或气管插管套囊周围分泌物误吸等情况下，可引起气道和肺部感染，须积极预防与治疗。

（2）气压损伤

①原因：机械通气可导致肺损伤，称呼吸机相关肺损伤，表现为气压伤、高通透性肺水肿和系统性气体栓塞等，统称气压伤。主要原因是肺泡容积过高、肺泡跨壁压过大，实际为容积伤，与气道峰值压关系不大（过去认为是因气道峰压过高，>40 cmH_2O 所致）。如果病人在使用呼吸机辅助呼吸过程中突然出现血流动力学改变，应怀疑出现气压伤，形成张力性气胸的可能。

②预防处理：主要采取潮气量限制性通气的方法。

（3）呼吸机肺

机械通气可引起肺不张、肺间质水肿、肺顺应性减退，疗效越来越差的情况，临床称之为"呼吸机肺"。使用过程中严格控制吸氧浓度、压力，积极抗感染治疗有利于防止"呼吸机肺"的出现。

2. 对体循环的影响

主要体现在使用正压通气模式→胸腔压力上升→静脉回流减少→右心前负荷降低。另一方面肺泡压力上升→肺循环阻力增加→右心室后负荷增加，导致输出量降低，血压下降，可适当补充血容量与之对抗。

3. 对脑部血流的影响

特别是使用 PEEP 的病人，胸腔内压力升高→颈静脉回流受阻→颅内压（ICP）升高→脑灌注压（CPP）降低→继发性脑损害。因此，颅脑损伤病人不宜使用 PEEP 模式。

4. 呼吸性碱中毒

呼吸频率过快、潮气量和分钟通气量过大时，可形成过度通

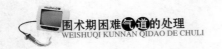

气，造成 CO_2 过快过多排出体外，$PaCO_2$ 快速降低，从而导致呼吸性碱中毒。病人表现为兴奋性增高，肌张力增强，甚至低血压、昏迷等。处理：将呼吸频率和潮气量适当调低。

5. 氧中毒

长时间吸入高浓度氧，由于氧自由基过多脂质过氧化，会使生物膜受损而导致组织损伤。连续吸入 60% 以上浓度的氧达 24~48h，将不可避免地损伤肺和其他组织。

氧中毒的呼吸系统表现为：胸骨后不适、灼痛，吸气加重，咳嗽和呼吸困难。临床将其分为三型：①气管-支气管炎；②成人呼吸窘迫综合征；③支气管-肺发育不良综合征。

氧中毒的肺外表现为：眼晶状体后纤维组织形成，视网膜局部缺血或失明，头昏、头痛、指端麻木、抽搐或癫痫样发作。

注：氧分压越大，氧疗时间越长，越可能出现氧中毒。常压下吸氧：浓度<40%属安全范围；40%~60%须控制在48h以内，最长72h；>90%只限用于重症或心肺复苏时的抢救，且吸入时间必须<24h。

四、应用呼吸机的指征

（1）临床指证：呼吸浅慢、不规则，极度呼吸困难，呼吸欲停或已停止，伴有严重意识障碍。

（2）血气分析指证：pH 小于 7.20；$PaCO_2$ 大于 70~80mmHg；PaO_2 在吸入氧浓度为 40% 的氧气 30min 后仍小于 50mmHg。

五、呼吸机与机体的连接方式

（1）面罩：无创正压通气，病人容易接受，适用于神志清楚的病人，如：COPD 病人可短期内使用，使用时间视病情而定。

（2）气管插管：适用于昏迷或半昏迷的重症病人，气管导管保留时间一般不宜超过 5 天，特殊情况下可延长至 7 天，超过 7 天，必须行气管切开。

（3）气管切开：适用于须长期做机械通气的病人。

六、撤机标准与方法

机械通气治疗时间越长，病人对呼吸机的依赖性越大，适时撤机是呼吸机治疗过程中重要的一步。

1. 停机条件

病人呼吸和咳嗽能力恢复，自主呼吸能产生足够的通气量，血氧饱和度始终维持在 90% 以上；全身情况好转，神志清楚，生命指征和内环境相对稳定，肺部感染控制，呼吸道分泌物不多，原发病因/诱因得到控制，无严重的肺部或全身合并症，动脉血气分析接近正常。

2. 停机时机

一日内停机总时间超过开机总时间，或一次停机持续 2～3h 而无呼吸困难、通气不足或通气过度表现，且血气分析正常。

3. 撤机方法

（1）意识清醒或恢复的病人，停机前耐心做好病人的思想工作，消除其依赖心理。

（2）将持续机械通气改为间断使用呼吸机或手控简易呼吸器间歇辅助通气，锻炼自主呼吸。有条件时可使用间歇指令通气（可试用每 3 次自主呼吸中加强 1 次指令通气），防止病人出现呼吸肌劳累。

（3）给氧浓度较前稍提高，以避免 PaO_2 明显下降加重病情。

（4）停用呼吸机的最初 15min 密切观察病情变化，每隔 3～4min 给予 1 次叹息式呼吸。

（5）停机后病情稳定者，呼吸机也应放于原位不能立即撤走，并继续吸氧。

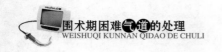

（6）连续观察数小时后病情无特殊变化，才可正式拔管撤机。

注：以下指标可作为撤离呼吸机时的参考（要求 3 项以上达标）：

①最大吸气压力>20cmH$_2$O。其反映的是吸气肌力的大小，一般认为最大吸气压力>20cmH$_2$O，病人即具有了深吸气和有效咳嗽的能力。测定方法：呼吸机暂时停机，嘱病人用力吸气，观察气道压力表数值，或用压力传感器连接压力表测定。

②肺活量>10~15mL/kg，第 1 秒肺活量>10mL/kg。提示病人具有深吸气能力。

③暂停呼吸机后的 PaCO$_2$ 值变化，应波动在 45~50mmHg 之间。

④自主呼吸潮气量>7.5~10mL/kg。

⑤第 1 秒用力呼出量>10mL/kg。

⑥吸入纯氧，PaCO$_2$<30mmHg。

⑦吸入 FiO$_2$≤40%，PaO$_2$≥60mmHg。

⑧最大自主通气量≥2 倍每分钟静息通气量。最大通气量可用床边肺功能仪测得，主要反映病人的通气储备能力。静息通气量<10L/min。

⑨肺内动-静脉分流率<15%。

七、呼吸机各种报警的意义和处理

1. 气道高压

（1）原因：病人气道不通畅、气管插管过深插入一侧（以右侧为多）支气管、气管套管滑入皮下、人机对抗、咳嗽、肺顺应性低（ARDS、肺水肿、肺纤维化）、限制性通气障碍（腹胀、气胸、纵隔气肿、胸腔积液）等。

（2）处理：听诊肺部呼吸音是否存在不对称、痰鸣音、呼吸音减低或消失等情况；吸痰；拍胸片排除异常情况；检查气管套管位置；检查管道通畅度；适当调整呼吸参数以利于人机同步；使用递减流速波形；改用压力控制模式；使用支气管扩张或镇静药物等。

2. 气道低压

（1）原因：管道漏气、气管导管滑出、呼吸机参数设置不当等。

（2）处理：检查漏气情况；增加峰值流速或改用压力控制模式，如自主呼吸好，改 PSV 模式；增加潮气量；适当调整报警设置。

3. 低潮气量（通气不足）

（1）原因：①低吸气潮气量：潮气量设置过低、报警设置过高、自主呼吸模式下病人吸气力量较弱、模式设置不当、气量传感器故障。②低呼气潮气量：管道漏气、其余同上。

（2）处理：检查管路以明确是否漏气；如病人吸气力量不足可增加 PSV 压力或改用 A/C 模式；根据病人体重设置合适的报警范围；用模拟肺检查呼吸机送气情况；用潮气量表监测送气潮气量以判断呼吸机潮气量传感器是否准确。

4. 低分钟通气量（通气不足）

（1）原因：潮气量设置和/或通气频率设置过低、报警设置过高、自主呼吸模式下病人通气不足、管道漏气等。

（2）处理：排除管道漏气；增加辅助通气参数；如自主呼吸频率不快可用 MMV 模式并设置合适的每分钟通气量；适当调整报警范围。

5. 高分钟通气量（过度通气）

（1）原因：病人紧张烦躁、有严重缺氧情况、呼吸机通气参数设置过高、呼吸机误触发导致高通气频率等。

（2）处理：排除机器原因，可使用镇静药物甚至肌松药，以防止病人过度通气；改善病人的氧合，可增加氧浓度或加用 PEEP；合理调整通气参数；如有误触发可降低触发灵敏度，关

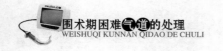

闭流速触发，检查呼气阀是否漏气。

6. 反比呼吸

（1）原因：吸气时间过长（送气流速过低、潮气量过大、气道阻力高），呼气时间过短，呼吸频率过高等。

（2）处理：增加吸气流速；减少压力控制模式的吸气时间；改善气道的通畅度；降低呼吸频率；如需要反比通气可关闭反比通气报警。

7. 窒　息

（1）原因：病人自主呼吸过弱、病人出现呼吸暂停、气道漏气等。

（2）处理：提高触发灵敏度；增加通气频率；改用 A/C 或 SIMV 模式；检查气道漏气情况。

8. 呼吸机工作异常

处理：立即脱离病人，改用呼吸皮囊过渡；用模拟肺检查呼吸机送气情况，可关闭机器再打开，观察故障是否依然存在；可做机器自检以判断故障原因；原则上可能有故障的呼吸机不能再给病人使用；通知维修工程师。

附录（一）呼吸机人机操作界面（控制面板）常用术语中英文对照

1. Airway pressure 气道压

2. Alarm indicator 报警显示

3. Apnea 呼吸暂停

4. Bag 气囊

5. Bellows 风箱

6. Calibration 校准、定标

7. Compressor 压缩器、压缩装置

8. Continuous flow 持续气流

9. Corrugated hose 螺纹管、呼吸管道

10. Exhalation time 呼出时间

11. Exhalation valve 呼出阈

12. Exhaled gas 呼出气

13. Expired minute volume 呼气分钟通气量

14. Flowrate 流速

15. Flow transducer 流量传感器

16. Flow trigger 流量触发器

17. Gas supply 气体供应

18. Humidifier 加湿器

19. Infant ventilator 婴儿呼吸机

20. Inlet 输入（口）

21. Leak test 漏气检查

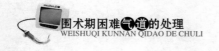

22. Low inspiratory pressure 吸气低压传感器

23. Magnetic valve 电磁阀

24. Main compressor 主压缩装置（泵）

25. Main power 总电源

26. Manual 手动

27. minute volume 分钟通气量

28. Mode 模式

29. Moisture trap 湿气（水分）清除装置

30. Nebulizer 雾化器（装置）

31. Oxygen percent control 氧浓度调节

32. Oxygen sensor 氧传感器

33. Parameter 参数

34. patient wye（病人端）Y 型接头

35. Peak hold switch 峰压保持键

36. Peak flow dial 峰流设定

37. PIP 吸气峰压

38. Plateau 平台

39. Power supply 电源

40. Preset pressure 预置的压力

41. Preset volume 预置的容量

42. Pressure gauge 压力计、压力测量装置

43. Pressure support 压力支持

44. Pressure transducer 压力传感器

45. Ratio 率、比值

46. Resetkey 复原键、恢复键

47. Respiratory rate 呼吸频率

48. Respiratory time 吸入时间

49. Sensitivity 敏感度

50. Sensor 传感器、测量器

51. Source gas 气源

52. Temperature sensor 温度传

53. Test lung 模拟肺

54. Tidal volume 潮气量

55. Tranducer 传感器

56. Trigger level 触发水平

57. Sensor low pressure alert 低压报警限

58. Waveform 波形

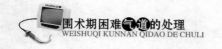

附录（二）常用英文缩写

1. ACV 辅助控制通气

2. AMV 辅助性机械通气

3. APRV 气道压力释放通气

4. ASA 美国麻醉医师协会

5. BMI 体重指数

6. Biot breathing 比奥呼吸

7. BiPAP 双相或双水平正压通气

8. C_T 胸廓顺应性

9. Cdyn 动态顺应性

10. CGRP 降钙素基因相关肽

11. C_L 肺顺应性

12. CMV 控制性机械通气

13. CPAP 持续正压气道通气

14. C_{L+T} 平静呼吸时肺和胸廓的总顺应性

15. CV 闭合容积（也称闭合气量）

16. CVCI 面罩不能通气且气管插管困难

17. DI 困难气管内插管

18. D_L 肺扩散容量

19. DMV 困难面罩通气

20. DNES 弥散性神经内分泌系统

21. 2,3-DPG 2,3-二磷酸甘油酸

22. DPPC 二棕榈酰卵磷脂

23. EAdi 膈肌电活动

24. EIPB 吸气末正压呼吸或呼气平台

25. ER 呼气延迟（长）

26. ERV 补呼气量

27. ETC 食管-气管联合导管

28. $ETCO_2$ 呼气末二氧化碳

29. FEV_1 1 秒用力呼气量

30. FiO_2 吸入氧浓度

31. FOB 纤维支气管镜

32. FRC 功能余气量（功能残气量）

33. FVC 用力肺活量

34. Haldane effect 何尔登效应

35. HbO_2 氧合血红蛋白

36. HFJV 高频喷射通气

37. HFO 高频振荡通气

38. HFPPV 高频正压通气

39. IC 深吸气量

40. ICU 重症监护病房

41. ILAM 插管型喉罩

42. IPNPV 间歇性正、负压通气

43. IPPV 间歇性正压通气

44. IRV 补吸气量或吸气储备量或反比通气

45. Light wand 光棒

46. LMA 喉罩

47. LT 喉管

48. MEFV 最大呼气流速-容积曲线

49. MMV 指令每分钟通气

50. NAVA 神经电活动辅助通气

51. P-ACV 压力（切换）辅助控制通气

52. PAV 成比例辅助通气

53. PC-SIMV 压力控制型间歇指令通气

54. PCV 压力控制通气余气量（残气量）

55. PEEP 呼气末正压通气

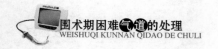

56. $PGF_{2\alpha}$ 前列腺素 $F_{2\alpha}$

57. Ppeak 气道峰压

58. Pplat 平台压

59. PRVCV 压力调节的容量控制

60. PSV 压力支持通气

61. Rcexp 呼气时间常数

62. RV 余气量（残气量）

63. SAD 声门上通气工具

64. SGA 声门上气道

65. sign 深呼吸或叹息

66. SIMV 同步间歇指令通气

67. SP 表面活性物质结合蛋白

68. SpO_2 血氧饱和度

69. spont 自主通气

70. Te 呼气时间

71. Ti 吸气时间

72. TLC 肺总量

73. TTJV 经气管喷射通气

74. TV 潮气量

75. V-ACV 容量（切换）辅助控制通气

76. V_A/Q 通气/血流比值

77. VAPSV 容积保障压力支持通气

78. VC 肺活量

79. VC-SIMV 容量控制型间歇指令通气

80. VCV 容量控制通气

81. VD 生理无效腔

82. VSV 容量支持通气

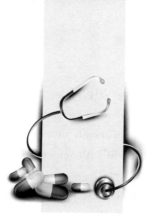

参考文献

［1］柏树令，唐大君．系统解剖学：6版［M］．北京：人民卫生出版社，2006.

［2］朱大年，吴博威，樊小力．生理学：7版［M］．北京：人民卫生出版社，2011.

［3］宋洁琼，诸杜明．常见呼吸机运行模式及应用［J］．中国实用外科，2011，31（02）：177-179.

［4］邓小明，姚尚龙，于布为，等．现代麻醉学：第4版［M］．北京：人民卫生出版社，2014.

［5］樊国平，陈骏萍．困难气道管理研究的新进展［J］．现代实用医学，2018，30：146.

［6］于布为，田鸣，高学，等．困难气道管理指南［J］．临床麻醉学，2013，29：93-98.

［7］田鸣，左明章，邓晓明，等．困难气道处理快捷指南［J］．中国继续医学教育，2011（10）：104-107.

［8］韩传宝，周钦海，赵欣，等．纤维支气管镜在气道管理和可视化麻醉教学中应用［J］．临床麻醉学，2012，28（6）：618-620.

［9］刘庆，田径，尹淑华．现代麻醉实用手册：1版［M］．昆

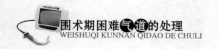
明：云南科技出版社，2017.

[10] Practice guidelines for management of the difficult airway. A report by the american society of anesthesiologists task force on management of the difficult airway [J]. Anesthesiology, 1993, 78 (3): 597-602.

[11] American society of anesthesiologists task force on management of the difficult airway. Practice guidelines for management of the difficult airway: an updated report by the american society of anesthesiologists task force on management of the difficult airway [J]. Anesthesiology, 2003, 98 (5): 1269-1277.

[12] Apfelbaum JL, Hagberg CA, Caplan RA, et al. Practice guidelines for management of the difficult airway: an updated report by the american society of anesthesiologists task force on management of the difficult airway [J]. Anesthesiology, 2013, 118 (2): 251-270.

[13] Henderson JJ, Popat MT, Latto IP, et al. Difficult airway society guidelines for management of the unanticipated difficult intubation [J]. Anaesthesia, 2004, 59 (7): 675-694.

[14] Freck C, Mitchell VS, McNarry AF, et al. Difficult airway society 2015 guidelines for management of unanticipated difficult intubation in adults [J]. Br J Anaesth, 2015, 115 (6): 827-848.